The points of the physical assessment

臨床ナースと学ぶ

ケース別
フィジカル
アセスメント
のコツ

田中 晶子・大﨑 千恵子 編著

丸善出版

はじめに

文部科学省における中央教育審議会の答申において、学士課程教育の転換として学生が主体的に問題に取り組むアクティブラーニングの実践が推奨されている。技術の習得には、関心、学習の必要性、身につけたい技術の度合いが高いほど、自己学習に積極的に取り組むという報告がある。そこで筆者らは、フィジカルアセスメント技術の習得にあたり、学習の必要性がわかるように、フィジカルアセスメントの実践場面を紹介することで関心を高め、アクティブに学習に取り組めるよう、臨床場面をイメージしやすいテキストの検討をしてきた。

現在出版されているフィジカルアセスメントのテキストの多くは、フィジカルアセスメントを実施するうえで必要な、基本技術である医療面接やバイタルサインの測定方法、循環器、呼吸器、腹部、脳神経、筋・骨格系などについての手技が系統別に、大量かつ断片的に示されており、統合するのが難しく感じられる。

また学生は、講義において、医療面接、フィジカルイグザミネーション（視診・触診・打診・聴診）や測定順序について学び、事例をもとに学習のポイントを把握したうえで演習や実習に臨んでいるが、実習状況をみていると、どのような順番やタイミングでフィジカルイグザミネーションを行ったらよいのかイメージがつかず、戸惑い、患者さんの状態把握にかなりの時間を要している。

看護実践の場では、患者さんに声をかけたときから、一般状態を観察し、正常か異常かのアセスメントを行う。そのアセスメント結果から日常生活援助をどのように実践していけばよいのかを判断し行動する。また、援助やケアを行っている過程の中でも、フィジカルアセスメントを実践している。

本書では、看護師が日々実践している臨床の場面がイメージしやすいように、熟練看護師や認定看護師、専門看護師と医師らが結集し、その内容を、日々行われている実践の基礎からより専門的な実践場面へと段階的に学習できるように、また、

臨床の場で活用するフィジカルアセスメント技術のコツを取り上げ、実践的なフィジカルアセスメントの方法が、まるで臨床の場で実践しているような感覚で身に着けられるように工夫した。

　本書の構成は、国家試験に頻出している疾患を取り上げ、① 声かけをしながら頭から爪先までを観察し、フィジカルアセスメントする場面、② 疾患に基づいた病態生理・治療の基礎知識、③ 日常生活援助を実践しながらフィジカルアセスメントの視点を養う場面に分かれている。①〜③には対応する Web ページを用意しており、フィジカルアセスメントで行う基本技術、例えば、呼吸音の聴診、腹部の触診や打診、心音の聴診などを動画で示し、学習者がスキルを何度でも繰り返して確認・練習できるようになっている。これらには、誌面に掲載した QR コードで手軽にアクセスができる。

　本書は、学生や新人ナースのみならず、日常の介護場面においてもヒントとなる役立つ内容になっていると自負している。どうか本書をフルに活用し、日々の看護・援助場面で患者さんのフィジカルアセスメントに役立ててほしいと願っている。

　　2020 年　陽 春

著者を代表して

田 中 晶 子

執筆者一覧

大﨑　千恵子** 昭和大学保健医療学部看護学科 准教授／
　　　　　　　 昭和大学統括看護部 看護次長

下司　映一 昭和大学保健医療学部 学部長・教授

小玉　淑巨 昭和大学保健医療学部看護学科 講師

小松﨑　記妃子 昭和大学保健医療学部看護学科 講師／
　　　　　　　 昭和大学藤が丘病院看護部 看護係長

佐々木　仁美 昭和大学保健医療学部看護学科 講師／
　　　　　　　 昭和大学病院看護部 看護次長

鈴木　憲雄 昭和大学保健医療学部作業療法学科 教授

田中　晶子** 昭和大学保健医療学部看護学科 教授

田中　大介 昭和大学保健管理センター 教授

西村　美里 昭和大学保健医療学部看護学科 講師

芳賀　淳子* 昭和大学保健医療学部看護学科 講師／
　　　　　　　 昭和大学横浜市北部病院看護部 看護係長、
　　　　　　　 老人看護専門看護師、認知症看護認定看護師

樋口　恵子 昭和大学保健医療学部看護学科 講師／
　　　　　　　 昭和大学北部病院看護部 看護次長

三田村　裕子 昭和大学保健医療学部看護学科 講師／
　　　　　　　 昭和大学江東豊洲病院看護部

源川　奈央子 昭和大学保健医療学部看護学科 講師

吉原　祥子 昭和大学保健医療学部看護学科 講師

＊＊は編集担当
（五十音順、2020 年 4 月（＊は 2019 年 7 月）現在）

も く じ

Chapter 1

フィジカルアセスメントの考え方

フィジカルアセスメントは、「フィジカル（＝身体）」「アセスメント（＝評価・査定）」という2つの言葉から成り立ちます。しかし、看護におけるフィジカルアセスメントとは、対象者の身体を観察するのみではなく、対象者に声をかけながら、今現在の心理状態や社会的側面も含め、統合して評価することが大切です。

1　看護師が実践するフィジカルアセスメント

　看護師は、対象者の生活を支援するために、客観的情報（血圧や体温などの数値や顔色、排液の状態など看護師が客観的に把握できるもの）・主観的情報（身体的・精神的・心理社会的側面を統合し、対象者の状態を把握する）を統合し、どのようなケアを実践していけばよいかを判断することを目的とします。

フィジカルアセスメントの実際（図 1-1）

a. 初期アセスメント

　初回の入院や外来受診および訪問時のアセスメントのことです。ここで、対象者の主観的情報の手がかりを得ます。頭の先から足先までの全体を見てアセスメントしていきます。

b. 救急アセスメント

　対象者の生命徴候を把握していくためのアセスメントです。救急アセスメントでは短時間に問題を見出し、的確な対応ができるアセスメントが求められます。

c. 重点アセスメント

　初期アセスメントで得られた情報を踏まえて、問題となる状態を把握するために行うアセスメントです。アセスメントする部分が焦点化されています。

d. 経時的アセスメント

　対象者に起こっている問題が把握できた後、問題となる状況が回復しているのか、あるいは悪化していないかを数カ月にわたって経時的に確認していくアセスメントのことです。

情報収集の方法

a. 頭尾法の原則（Head-to-Toe approach）

　人間の身体はさまざまな部分が連動しています。自覚症状がない場合でも無自覚的に徴候が潜んでいることもあります。潜在的な問題を見逃さないためにも頭から爪先までを観察することが必要です。

頭、顔 ➡ 胸腹部 ➡ 筋骨格系 ➡ 神経系

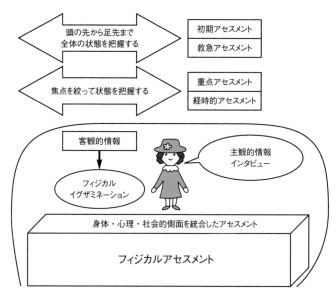

図 1-1　**フィジカルアセスメントとは**

b.　フィジカルアセスメントの順番

$$(1)\qquad(2)\qquad(3)\qquad(4)\qquad(5)$$

医療面接 ➡ 視診 ➡ 触診 ➡ 打診 ➡ 聴診

なお、腹部は打診や触診で疼痛や腸蠕動の影響を受けるため、医療面接 ➡ 視診 ➡ 聴診 ➡ 打診 ➡ 触診で行います。

(1)　医療面接：

❶　心構えと注意事項

- ●　自己紹介をする。
- ●　医療面接の目的を明確にする。
- ●　実施するのに十分な時間と場所を設定する。
- ●　対象者にわかりやすい言葉を使う。
- ●　丁寧な言葉使いを心掛ける。

❷　医療面接技法

- Open-ended question（開かれた質問）：自由な回答が得られる質問法

   例）今いちばんつらいところはどこですか？

- Closed-ended question（閉じられた質問）：「はい」または「いいえ」で答えられる質問法　　例）朝ごはんは食べられましたか？

- Nonverbal communication（非言語的コミュニケーション）：視線、声の調子、身振り、表情、姿勢、服装など情報の3分の1は非言語的コミュニケーションによる。

- 促　し：具体的な情報を得たい場合

   例）もう少し詳しく教えてください。

- 共　感：対象者の感情をありのままに受け入れる態度。うなずき、相槌など、共感的姿勢を示す。聴取者が感じた気持ちを言葉で伝える。

   例）○○のできごとがあって、悲しかったのですね。

- 確認・要約：話しがひと段落したところで、面接を通して理解したことを聴取者の言葉で表現する。

(2)　視　診：　対象者に出会った瞬間から始まります。

❶　視診の観察ポイント

- 身体は正中線を基軸として左右対称性であるか
- 意識状態、精神状態、表情
- 発育状態（肥満傾向、やせ気味など）
- 姿勢（猫背、腰の曲がりなど）、活動性
- 可動性など（採光や照明の明るさに配慮する）

❷　視診で判断できること

観察項目	判断内容
大きさ、形、色	発疹、浮腫、陥没、隆起、びらん
位　置	左右対称性
可動性	動作、反射、歩行

(3)　触　診：　触覚を活用し、手で触れ、皮膚や身体各部の形態と機能を査定します。

❶ 触診で感知できること

感知できるもの	部　位
温　度	頭部、額、頸部、腋窩など
湿度、滑らかさ	全身の皮膚、顔面、頸部、髪、手足など
大きさ、硬さ、形、位置、移動性、拍動	肝臓、腎臓、胃、リンパ腺、脈拍、脊柱、四肢など
振　動	心臓の異常の有無、胸部、腹部
波　動	腹水

❷ 触診の方法

1) 浅い触診：観察する部位に軽く圧（1〜2 cm）をかけ、押し下げる。

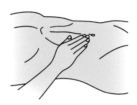

2) 深い触診：一方の手にもう一方の手を乗せる（双手法）。深在性の臓器や対象者が腹壁の厚い場合はこの方法で行う。

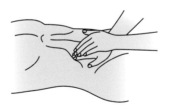

（4）打　診：　皮膚の表面を叩いてその下にある臓器に振動を与え、そこから発せられる音や振動から臓器内部のようすや異常の有無を判断します。

❶ 打診による音の特徴

音の種類	聴取部位
清　音	肺部
濁　音	心臓部、肝臓部、肩甲骨部など
鼓　音	胃腸

❷ 打診の方法

1) あてがう指（被打診指）はできるだけ皮膚に接着させ、叩く指を直角に当て
  て、手首のスナップをきかせて叩く（左図）。

2) 叩いた後はすぐに離す（右図）。

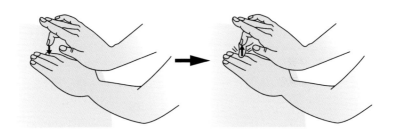

（5）　聴　診：　聴診器を用いて対象者の身体から発生する音を聴き、体内の状
況を調べます。

❶ 聴診で判断できること

音の種類	判断内容
腸　音	腸蠕動音 (p. 58 参照)
呼吸音	肺胞呼吸音、気管支呼吸音（気管支肺呼吸音）、気管呼吸音 (p. 25 参照)
心　音	Ⅰ音、Ⅱ音 (p. 45 参照)
血管音	腹部大動脈音

❷ 聴診器の種類

膜型（高周波数）	ベル型（低周波数）
•腸音、肺音、正常心音などの高調音聴取時に使用する •胸壁にしっかり強めに当てる	•血管音や異常心音などの低調音聴取時に使用する •そっと軽く当てる

COLUMN：1 ● 実施時の留意点 ●

【身だしなみ】

(1) 髪　　型：前髪が目に入らないようにし、長い髪はまとめましょう。

(2) 白　　衣：ユニフォームに付着した細菌を取り除くには洗濯がいちばんです。いつも清潔な白衣を身に着けましょう。とくにポケットは、いろんなものを出し入れしますので、細菌が付着しやすい部分です。

(3) 聴診器：体表に当てる膜側およびチューブには、細菌が付着しています。首にかけず白衣のポケットに入れたほうが細菌汚染が少なくなります。

(4) 履　　物：サンダルは細菌が付着しやすく、また机の脚などに当たったときの衝撃を防ぐことができません。かかとや爪先が隠れる靴を履きましょう。

(5) にお　い：タバコや香水のにおいは治療中の患者さんを不快にします。気をつけましょう。

【感染対策】

(1) 手の汚染しやすい部位：汚染しやすい部位は念入りに洗いましょう。洗い残しが多いのは指先と親指全体です。

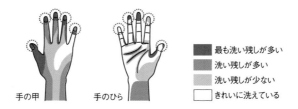

手の甲　　　手のひら

■ 最も洗い残しが多い
■ 洗い残しが多い
■ 洗い残しが少ない
□ きれいに洗えている

(2) 身に着けないほうがよい装飾品など：

● 腕時計：手洗い時、手首まで洗うのに邪魔になります。

● 指　輪：指輪と指の間にせっけんの成分が残り、また、湿潤していることが多く、細菌を保菌しやすくなります。

● ピアス：ピアスの穴には汚れが溜まっているため、触れると細菌を手に付けてしまうおそれがあります。

● 付け爪（マニキュア）：人工爪と爪の間に細菌が繁殖しやすくなります。

Chapter 2

フィジカルアセスメントの実践

1章にてフィジカルアセスメントの考え方を理解したところで、本章ではフィジカルアセスメントの実際がわかるよう、実際に遭遇する臨床場面［呼吸器、循環器、消化器、脳神経系、筋・骨格］ごとに、看護師がどのように患者さんとコミュニケーションをとりながら頭から足の爪先までフィジカルアセスメントを行っているか、事例を示しながら理解していきます。

1	呼 吸 器 編

事例-1

- 疾患名： 肺炎
- 対象者（患者）： 80 歳の男性、身長 164 cm、体重 45 kg
- 入院までの経過： 3 日前から食事時にむせこむようになり、38.0 ℃台の発熱を認めた。日増しに咳が増え、日常生活も困難となってきたため、家族とともに来院したところ、肺炎と診断され緊急入院となった。
- 入院時の状態： CRP 値は 8.0 mg/dL。本日は入院 3 日目である。
- 安静度： トイレと洗面以外はベッド上安静。酸素療法としてナザール 2 L を流量している。肺炎の治療で抗菌薬の点滴を 1 日 2 回投与している。食事は一般全粥（1600 kcal、塩分 6 g 以下）。午前 10 時の検温に訪室した場面。

● 医療面接から一般状態を観察しアセスメントする場面 ●

部位	コミュニケーション・関係づくり	医療面接・視診・触診・打診・聴診	アセスメント（赤字は検査値、観察結果など）
頭部から顔面にかけて	「おはようございます」「今朝の体調はいかがですか」	【医療面接】 ●息苦しさの有無 【視 診】 ●苦悶表情の有無、姿位 ●呼吸リズムと深さ ●口唇チアノーゼの有無 ●呼吸補助筋を使用した呼吸の有無	・呼吸は平静で苦悶様表情はなく穏やかであり、顔色の不良はない ・訪室時はベッド頭部側を 60° 拳上して座っている ・肩呼吸はなく呼吸数は 25 回で、リズムの異常はないが、呼吸は浅い ●表情、姿位を視診し、患者の呼吸状態をアセスメントする ●第一印象では呼吸状態は安楽であると判断する

部位	コミュニケーション・関係づくり	医療面接・視診・触診・打診・聴診	アセスメント（赤字は検査値、観察結果など）
頭部から顔面にかけて	「夜は眠れましたか」「夜中に息苦しくて起きてしまうことはありませんでしたか」	【医療面接】●夜間の睡眠状態●就寝中の呼吸困難感の有無	・夜間は湿性咳嗽と、排痰しているようすがあった●肺の炎症に伴い、痰の量が増加しているため、喀痰量も増加し、呼吸困難感を自覚する。喀痰は仰臥位時は重力により背側に貯留しやすく、寝返りにより気管内を喀痰が移動して咳嗽が誘発されるため、その都度覚醒し、夜間の不眠につながることがある
	「咳は出ますか」「乾いた咳ですか」「痰は出ますか」「サラサラしていますか、ベトベトしていますか」「どのようなときに多いですか」	【医療面接】●咳嗽の有無、頻度、喀痰の有無、性状【視診】●咳嗽の有無、頻度、性状	・会話中に湿性咳嗽あり。黄色で強いねばりのある喀痰の喀出あり・CRP（3.0 mg/dL）、BUN 25 mg/dL、動脈血液ガス分析値：SpO₂ 96％、CO₂ 40 mmHg●肺炎の重症度分類（A-DROP分類）による評価では2点であり、患者は中等度の肺炎である・胸部X線写真では、右下葉に浸潤影を認める・痰の性状は膿性である（p.21表参照）。膿性の喀痰を認め、CRPは低下してきているが、炎症反応は陽性である。●よって、まだ肺の炎症はつづいていると考える●気道内に貯留している痰の喀出を促し、気道クリアランスを保つようなケアが必要である●（ケアの方向性）レントゲン上は右肺に炎症が残っている。このあとの聴診で痰の貯留位置を確認しながら喀痰喀出のケアを行う

（つづく）

CRP：C-reactive protein，C反応性蛋白
BUN：blood urea nitrogen，血清尿素窒素
SpO₂：percutaneous oxygen saturation，経皮的動脈血酸素飽和度
A-DROP分類

年齢（Age）	男性70歳以上、女性75歳以上
脱水（Dehydration）	BUN21 mg/dL以上または脱水あり
呼吸（Respiration）	SpO₂ ≦ 90％（PaO₂ 60 mmHg以下）
意識障害（Orientation）	意識障害あり
収縮期血圧（Pressure）	90 mmHg以下

PaO₂：動脈血酸素分圧（p.17も参照）
5点満点で、1項目該当すれば1点、2項目該当すれば2点。

部位	コミュニケーション・関係づくり	医療面接・視診・触診・打診・聴診	アセスメント（赤字は検査値、観察結果など）
口腔内	「朝ごはんはどのくらい召し上がりましたか」 「食べるときにむせませんか」 「水分はどのくらい摂られていますか」	【医療面接】 ●食事摂取量、食欲の有無、誤嚥の有無、水分摂取量	・朝食の摂取量は5割程度で誤嚥なし、本日朝に覚醒してからの水分は湯呑み半分程度を摂取した ●高齢者の肺炎は誤嚥が原因となる場合が多く、誤嚥予防のケアが重要である。無意識に唾液とともに誤嚥している可能性もあるため、医療面接のみではなく、食事摂取の際に直接視診することで、嚥下状況と誤嚥の症状を確認することが重要である ●喀痰の排出行動や頻回な咳嗽により、体力が消耗して、食事摂取行動が低下することで低栄養に至る可能性があるため、食事量と摂取カロリー、in-outバランス（p.31参照）のアセスメントは重要である ●（ケアの方向性）嚥下機能低下から摂取しづらいことがあれば、食事形態を調整する必要がある
	「口の中を見せてもらえますか」 「口は乾きますか」	【視 診】 ●口唇、口腔内乾燥、舌苔の有無 ●口腔内の清潔状況	・口唇、口腔内の乾燥は認めず舌苔はない ●口唇、口腔内の乾燥は、細菌の繁殖を助長させるため、予防のために水分摂取を促すことが重要であるが、高齢者は嚥下機能の低下により、水分や食事摂取がしづらいことも考えられる。水分と食事摂取状況の確認が必要である ●口腔内が乾燥傾向の場合は、唾液分泌が十分ではなく、口腔内の自浄作用が低下して細菌が繁殖しやすい口腔内環境に陥る。誤嚥により気道粘膜に細菌やウイルスが付着して炎症を悪化させる可能性がある。 ●（ケアの方向性）口腔内の清潔を保持することにより、口腔内の細菌やウイルスを減らすようなケアが必要である

部位	コミュニケーション・関係づくり	医療面接・視診・触診・打診・聴診	アセスメント（赤字は検査値、観察結果など）
口腔内	「歯磨きは終わりましたか、洗面所まで自分で行きましたか」	【医療面接】 ●洗面所までの歩行状況、歯磨きの自立の有無	・食後にゆっくりと自室の目の前（6 m 先）の洗面所まで歩行して、椅子に座って歯磨きを実施した ●歯磨きに関する行動は自立している ●（ケアの方向性）肺炎の予防には口腔内の清潔が重要である。医師の指示は洗面所まで歩行は許可されているが、呼吸困難感が強い場合は歯磨きなどが不足して口腔内が汚染している可能性もあるため自立状況を確認する。呼吸困難感が強く歩行できない場合は、車椅子で洗面所までの移送やベッド上でガーグルベースンを用いて介助する
頸部	「首から肩を見せてください」	【視 診】 ●頸静脈の怒張の有無 ●呼吸補助筋の使用の有無	・頸静脈の怒張はなく、呼吸補助筋の使用は認めない ●頸静脈の怒張がある場合は、呼吸状態の悪化による肺性心の兆候である ●呼吸状態が悪化すると呼吸補助筋を使用した努力呼吸が出現する
胸部	「これから検温しますね」 「酸素の濃度を測りますね」	【医療面接】 ●呼吸困難感の自覚 【視 診】 ●呼吸数、呼気・吸気の比率、呼吸パターン、異常な呼吸パターン（努力呼吸、陥没呼吸、奇異呼吸）の有無 ●口唇、爪甲色、末梢チアノーゼの有無 【バイタルサイン】 ●SpO₂ 値、血圧、脈拍（リズム、性状、回数）、体温	・呼吸数は 25 回/分で、異常な呼吸パターンはない。チアノーゼなし。ベッド上臥床位から端座位に自力で体位を変える際に、呼吸が一時的に促迫する。パルスオキシメーターでの SpO_2 値 96 % ●SpO_2 値は正常範囲内であり、酸素 2 L 流量により現在は低酸素状態にはないと判断できる ・体熱感はなく、体温 36.6 ℃ ●発熱はないが、高齢者の場合は、肺炎の悪化による発熱を認めない場合もあるため、体温のみで安定していると判断はできない

（つづく）

パルスオキシメーター：指先など身体に光を透過させることで患者さんに負担をかけることなく脈拍数と SpO_2 を計測できる機器。

部位	コミュニケーション・関係づくり	医療面接・視診・触診・打診・聴診	アセスメント（赤字は検査値、観察結果など）
胸部	「お胸を見せてください」 「お胸を触って肺の膨らみ具合を確認しますね」	【視診】 ●胸郭の形状 【触診】 ●胸郭の拡張、左右差の有無 【打診】 ●清音と濁音の範囲	・吸気時に胸郭は左右対称に広がり、広がるタイミングにも左右差はみられなかった。胸郭の広がりは、看護師が胸郭に当てた左右の母指間が 3 cm 程度広がる（p.22 図表参照）ため胸郭拡張は正常であった ●吸気時に両側または片側の換気障害があれば、吸気時に病変部位の動きが減少する。また、広がるタイミングで片側に遅れがある場合がある ・肺野全体は清音である ●無気肺や胸水貯留がある場合は、濁音となるが、打診だけで判断をせずに聴診を行うことで、より正確なアセスメントにつなげる
	「お胸の音を聴かせてください」 「つぎはゆっくりと深呼吸をしてください」	【医療面接】 ●深呼吸が可能か 【聴診】 ●肺音（呼吸音、複雑音）、左右差の有無	・深呼吸は可能、右下葉に連続性の複雑音（p.24 図 2-3 参照）を聴取する ●聴診結果はレントゲン所見とも一致しており、喀痰貯留が推測される。臥床状態が長い患者は、下肺野に炎症が起こる場合が多いため、背面からの聴診は重要である ●（ケアの方向性）今回は、右下葉に副雑音を聴取したため、左側臥位で咳嗽を促し、肺理学療法を実施する。実施後に肺音が清明になった場合は、ケアが効果的であったと判断する
腹部	「尿と便の回数を教えてください」	【医療面接】 ● 1 回尿量、尿回数、排便回数	・BUN 25 mg/dL、Cr 0.8 mg/dL、尿比重（1.030） ●脱水傾向による腎機能の変化がある。 ●（ケアの方向性）水分の摂取を促す

┌─────────┐
│ 事例-2 │
└─────────┘

● 疾患名：　**慢性閉塞性肺疾患（COPD）**

● 対象者（患者）：　78 歳の男性、身長 168 cm、体重 48 kg

● 入院までの経過：　5 年前から COPD と診断されて外来通院していた。1 カ月ほど前から疲れやすく食事量も低下していた。3 日前に外出先で階段をおりていたところ息苦しくなり、外来を受診したところ COPD の悪化により入院となった。本日は入院 3 日目である。

● 安静度：　トイレと洗面以外はベッド上安静で、夜間の排尿は尿器を使用している。酸素療法として、経鼻ナザール 1 L 流量中である。食事は治療食 1600 kcal（塩分 6 g 以下）の指示がでており、摂取量は半分程度である。入院後排便はない。午前 10 時の検温に訪室した場面。

● 医療面接から一般状態を観察しアセスメントする場面 ●

部位	コミュニケーション・関係づくり	医療面接・視診・触診・打診・聴診	アセスメント（赤字は検査値、観察結果など）
頭部から顔面にかけて	「おはようございます」 「今朝の体調はいかがですか」	【医療面接】 ●息苦しさの有無 【視　診】 ●苦悶表情の有無、問いかけへの反応、姿位 ●呼吸リズムと深さ ●口唇チアノーゼの有無	・呼吸は平静で苦悶様表情はなく穏やかであり、顔色の不良はない ・息苦しさなし、呼吸リズム異常なし、口唇チアノーゼなし ●表情、姿位を視診し、患者の呼吸状態をアセスメントする ●第一印象では呼吸状態は安楽であると判断する ●訪室した際に呼吸困難感を訴える場合は、緊急に対処すべきかを判断するために、聴診や酸素飽和度測定を優先する。また、数回呼びかけても目を開けずに覚醒しない場合は、夜間の不眠で昼夜逆転して眠っているだけなのか、それとも低酸素血症や CO_2 ナルコーシス（p.106 COLUMN：3 参照）など重篤な状態であるのかを判断する必要がある

（つづく）

部位	コミュニケーション・関係づくり	医療面接・視診・触診・打診・聴診	アセスメント（赤字は検査値、観察結果など）
頭部から顔面にかけて	「夜は眠れましたか」「息苦しくて眠れないことや、起きてしまうことはありませんでしたか」	【医療面接】●夜間の睡眠状態●就寝中の呼吸困難感の有無	・夜間は排尿2回以外は中途覚醒なし●約7時間の睡眠時間が確保されている●睡眠時は副交感神経が優位となるために、気管や気管支の平滑筋が収縮して、呼吸困難感が出現するため、呼吸困難感と睡眠状態についてアセスメントする必要がある・入院時のCRPは8.0 mg/dLであったが、今朝の採血結果では、3.0 mg/dLである●炎症反応は改善傾向である。しかし、依然として陽性であるため、感染状態がつづいている、引きつづき観察が必要である
	「頭痛はありますか」	【医療面接】●頭痛の有無	・現在は頭痛を認めない●もしも頭痛が出現した場合は、低酸素血症や高二酸化炭素血症を疑う
口腔内	「朝ごはんは、どのくらい召し上がりましたか」	【医療面接】●食事摂取量、食欲の有無	・朝食は、配膳し、セッティングまで介助をすると、自力で8割程度摂取している●食事摂取による呼吸困難感の出現はない●COPDの病状が進行すると、食事摂取などの軽労作でも、呼吸困難感が増強することが推測される。食事摂取量と呼吸困難感との関連を考えることが重要である
	「口の中を見せてもらえますか」「のどは乾きますか」「水分はどのくらい摂られていますか」	【医療面接】●水分摂取量【視診】●口腔内乾燥の有無、舌苔の有無	・水分100 mL摂取、口腔内の乾燥および舌苔はない●脱水傾向があると、気道の繊毛運動が低下して気道浄化の妨げとなる。喀痰喀出の困難にもつながる●さらに口腔から気道に細菌やウイルスが侵入し、肺炎を併発する可能性がある（事例-1参照）
頸部	「首から肩を見せてください」	【視診】●頸静脈の怒張の有無●呼吸補助筋の使用の有無	・頸静脈の怒張はなく、呼吸補助筋の使用は認めない●頸静脈の怒張がある場合は、呼吸状態の悪化による肺性心の兆候である●呼吸状態が悪化すると呼吸補助筋を使用した努力呼吸が出現する

部位	コミュニケーション・関係づくり	医療面接・視診・触診・打診・聴診	アセスメント（赤字は検査値、観察結果など）
胸部	「これから検温しますね」 「酸素の濃度を測りますね」	【医療面接】 ●呼吸困難感の自覚 【視診】 ●呼吸数、呼気・吸気の比率、呼吸パターン、異常な呼吸パターン（努力呼吸、陥没呼吸、奇異呼吸）の有無 ●口唇、爪甲色、末梢チアノーゼの有無 【バイタルサイン】 ●SpO₂値、血圧、脈拍（リズム、性状、回数）、体温	・呼吸回数 25 回、呼気と吸気の比率は1：1 ●呼気の延長はなく、異常呼吸は認めない ●COPD が進行すると浅く速い呼吸で呼吸数が増加する。日常的に口すぼめ呼吸を行っている場合もあるため、悪化兆候がないか、入院後の呼吸パターンを経日的に比較してアセスメントすることが重要である ・血液ガス分析結果は、酸素 1 L 流量下で、PaO₂ 88 mmHg、PaCO₂ 40 mmHg ●入院時と比べて悪化はない ・口唇、爪甲色、末梢のチアノーゼはなく、パルスオキシメーターでのSpO₂値は 95% ●正常範囲内だが、80%前後の場合には口唇、爪甲色チアノーゼが出現してくる可能性がある。また、パルスオキシメーターは CO₂濃度の測定ができないため、SpO₂モニターに反映されにくい。そのため、CO₂ナルコーシス（p.106 COLUMN：3 参照）への移行にも注意しなくてはならない
	「咳は出ますか」 「どのようなときに強くなりますか」 「痰は出ますか」	【医療面接】 ●咳嗽の有無、咳嗽出現の頻度 ●喀痰の有無、喀痰喀出の頻度、喀痰の性状	・ベッドから降りるまでの臥位から立位への体動時に咳嗽を認める ●喀痰が貯留している場合は、異物除去の反応として咳嗽を認めることがある。喀痰の性状は炎症兆候を判断する根拠となる（事例-1 参照）
	「お胸を見せてください」 「お胸を触って肺の膨らみ具合を確認しますね」	【視診】 ●胸郭の形状 【触診】 ●胸郭の拡張、左右差の有無、皮下気腫の有無 【打診】 ●清音と濁音の範囲	・胸郭の拡張が良好で、左右差はない ●吸気時に肋間や鎖骨上窩の陥没がある場合は、COPD の急性増悪が考えられる肺炎や気胸がある場合は患側の胸郭の動きが悪くなる ・肺野全体は清音である ●無気肺や胸水貯留がある場合は、濁音となるが、打診だけで判断をせずに聴診を行うことで、より正確なアセスメントにつなげる

▼
（つづく）

・・・

PaO₂：動脈血酸素分圧。正常値は 90〜100 mmHg（Torr）。60 mmHg 以下の状態が呼吸不全である（p.11 も参照）。
PaCO₂：動脈血二酸化炭素分圧。正常値は 35〜45 mmHg（Torr）。

部位	コミュニケーション・関係づくり	医療面接・視診・触診・打診・聴診	アセスメント（赤字は検査値、観察結果など）
胸部	「お胸の音を聴かせてください」 「つぎはゆっくりと深呼吸をしてください」	【医療面接】 ●深呼吸が可能か 【聴 診】 ●肺音（呼吸音、複雑音）、左右差の有無	・深呼吸を促したところ、深呼吸は可能である。聴診で右下葉に副雑音が聴取される。体動時に湿性咳嗽を認める ●喀痰が貯留している可能性がある ●細気管支の閉塞や痰の貯留などにより笛音やいびき音が聴取される場合があるため、毎日肺音を聴取して経日的な変化を確認する必要がある（p. 26 表 2-1 参照） ・呼吸機能検査（スパイロメトリー）の1秒率（FEV_1）が70%である ●COPD 病期は中等度（II期）にあたる（p. 104 表 3-4 参照）。閉塞性肺疾患では肺の持続的な炎症に伴い肺胞が損傷する（p. 103「検査」、p. 104「診断」参照）。損傷した肺胞は改善しないため、今後さらに呼吸機能が低下しないよう、肺炎の予防ケアは重要となる ●（ケアの方向性）左側臥位で咳嗽を促し、肺理学療法を実施する。実施後に肺音が清明になった場合は、ケアが効果的であったと判断する
腹部	「夜のトイレは尿器でされていますね。朝は起きてからお手洗いに歩いて行きましたか」 「洗面所まで歩けましたか」 「息苦しさで休み休み歩くなどはありますか」	【医療面接】 ●日常生活行動(排泄、洗面)に伴う呼吸困難感の有無と程度	・呼吸困難感があるため、夜間はベッドサイドで尿器を使用している。今朝は洗面所までゆっくりと自力歩行して、椅子に座って歯磨きを実施している ●労作時の呼吸困難感のスケールで、労作時の呼吸困難感は「多少強い」と判断し、呼吸困難の評価は、ヒュー・ジョーンズの基準 IV 度と判断した（p. 103 表 3-3 参照） ●（ケアの方向性）現在は、呼吸困難感が強い状況であることから、日常生活への支援が必要な時期である
四肢	「指を見せてください」	【視 診】 ●ばち状指の有無	・爪の湾曲は150°であり、正常範囲内である（p. 20「視診」参照） ●ばち状指は急激に出現することは少ないが、末梢組織の低酸素状態や血液のうっ血などが要因として考えられる。低酸素状態の有無を確認する指標として継続的な観察が必要である

解 説 ● 呼吸器系のフィジカルアセスメント

呼吸器は、空気から酸素を取り込み、不要になった二酸化炭素を排出する役割を担っており、生命の維持に必要不可欠な臓器です。呼吸器系の疾患がある患者さんを訪室した際には、「挨拶の返答ができないほど息をするのが辛そうだ…」「眉間にしわが寄って表情が苦しそうだ…」「前かがみの姿勢でしかいられないようだ…」などの第一印象を大切にして、異常を早期に発見していきます。

1. 医療面接

息切れや呼吸困難を伴う場合は、「はい」「いいえ」で回答できる「Closed-ended question（閉じられた質問）」を活用しながら、苦痛への配慮をしましょう。

医療面接で収集する情報

生活歴	自宅の構造、自宅内階段、建物内エレベータ、自宅の周囲、ペットの有無、体重の変化、睡眠時のいびき
喫煙歴	喫煙開始の年齢、1日に吸う本数×喫煙年数＝喫煙指数（喫煙の指標）、禁煙の経験や試み、受動喫煙の有無
家族歴	結核、喘息など
職業歴	職業歴、職場環境での有害物質暴露の有無
既往歴	呼吸器疾患、循環器疾患、血液疾患、呼吸器系のアレルギー、手術、胸部の外傷
症状について	発症から現在までの経過、症状（呼吸困難、息切れ、咳嗽、喀痰、喀血、発熱など）、症状の程度、症状発現の頻度、増悪因子、随伴症状、治療状況

2. 視 診

a. 口唇・四肢末端・爪

口唇や四肢末端の視診をする場合は、口紅やマニキュアをおとした状態で観察しましょう。

（1）チアノーゼ： 毛細血管内の還元ヘモグロビン濃度が 5 g/dL 以上で出現し、皮膚や粘膜が暗紫色・暗赤色になる状態です。チアノーゼの有無は爪床色で観察することが多いです。

（2）　ばち状指：　指を側面から観察して以下のように爪郭角が 180° 以上になる
症状をいいます。

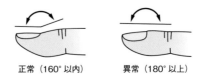

正常（160° 以内）　　　異常（180° 以上）

b.　呼吸状態

（1）　呼吸数：　呼吸を測っていることが相手にわかると自然呼吸状態での測定
ができなくなります。呼吸数の測定は脈拍測定と一緒に実施するなど、相手に気づ
かれないように行いましょう。

正常な呼吸数	
成　人	12〜18 回/分
小　児	20〜30 回/分
新生児	30〜50 回/分

（2）　呼吸のリズム：　呼息時間：吸息時間 = 2：1（正常）

リズムの異常	
チェーン–ストークス呼吸 	● 無呼吸–過呼吸–浅い呼吸を周期的に繰り返す ● 脳出血や脳腫瘍などの中枢神経障害、尿毒症、重症心不全などで認める
ビオー呼吸	● 不規則に呼吸と無呼吸が繰り返される ● 髄膜炎や延髄の障害などで認める
クスマウル呼吸	● 深い呼吸が規則的に繰り返される ● アシドーシスを是正するための対償的呼吸で、糖尿病ケトアシドーシス、腎不全に伴う尿毒症、昏睡時などで認める

（3）　呼吸の異常をしめす動き：

❶　鼻翼呼吸：鼻翼を張り、鼻孔を広げ、咽頭を大きく動かして呼吸をすること
です。重篤な呼吸不全の場合に認められます。

❷　下顎呼吸：口や下顎をあえぐようにパクパク必死に気道を広げて空気を取り
込もうとする呼吸のことです。死亡の直前などに認められます。

❸　努力呼吸：胸鎖乳突筋、斜角筋、内肋間筋などのいろいろな呼吸補助筋をつかって呼吸をすることです。

通常の安静時呼吸は、横隔膜や外肋間筋などの呼吸筋の収縮と弛緩によって行われます。

❹　起坐呼吸：臥位で呼吸困難が増強し起坐位で軽減するため、楽に呼吸ができるように起坐位になります。左心不全や呼吸器疾患で認められます。

c.　咳嗽・喀痰・喘鳴

（1）　咳　嗽：　気道に侵入した異物を排除しようとする防御反応です。痰を伴う湿ったゴホゴホという湿性咳嗽と、痰を伴わない乾いたコンコンという乾性咳嗽があります。

（2）　喀　痰：　痰を伴う場合は、性状（色や粘稠度）、量を確認します。痰の性状や量は、疾患の状態を表します。粘液性の喀痰をきたす呼吸器疾患は、気管支炎、慢性閉塞性肺疾患（COPD）、気管支喘息であり、漿液性では急性呼吸窮迫症候群（ARDS）、肺水腫があげられます。膿性では、細菌感染を示唆します。

痰の性状	
粘液性	白くねばねばしている
膿　性	黄色で強いねばりがある
粘膿性	粘液性と膿性がまじっている
漿液性	水のようにサラサラで無色透明
漿液粘膿性	粘膿性と漿液性がまじっている
血　性	血のまじった痰

（3）　喘　鳴：　呼吸時にのどで「ぜーぜー」「ぴゅーぴゅー」などの音が聴かれます。

d.　胸　郭

患者さんに同意をとり、上半身の服を脱いで、坐位もしくは立位になっていただき、前胸部、側面、背部の3方向から観察します。

胸郭形態の評価

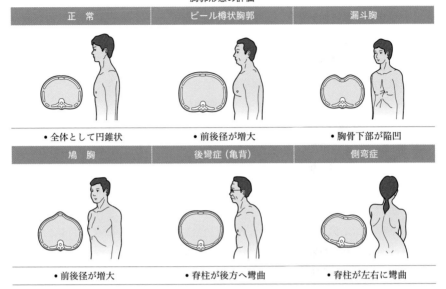

正　常	ビール樽状胸郭	漏斗胸
・全体として円錐状	・前後径が増大	・胸骨下部が陥凹
鳩　胸	後彎症（亀背）	側弯症
・前後径が増大	・脊柱が後方へ彎曲	・脊柱が左右に彎曲

3. 触　診

（1）　胸郭の可動性：　吸気時の左右の胸郭の広がり（左図）や肋骨角の広がり（右図）、動くタイミングを観察します。

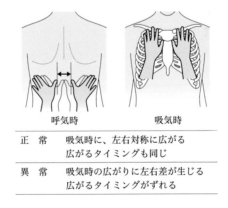

呼気時　　　　　　　吸気時

正　常	吸気時に、左右対称に広がる 広がるタイミングも同じ
異　常	吸気時の広がりに左右差が生じる 広がるタイミングがずれる

（2）　皮下気腫：　皮膚の損傷によって空気が皮下組織内に入って生じます。気胸、縦郭気腫、気管切開術、肺切除術後などに起こり、圧痛を認め、皮膚を軽く圧迫するとプチプチつぶれるような手触りがあり、新雪をにぎるときに聞こえる音（握雪音）が聞こえます。皮膚ペンなどで皮下気腫の範囲をマーキングして、変化を経時的に観察しましょう。

4. 打　診

（1）　胸郭の打診：　胸郭の打診は、前胸部、背部の順で行います。
- 患者さんに同意をとり、上半身の服を脱いで坐位になっていただきます。
- 前胸部は肺尖部から下葉まで左右対称に肋間で行います。骨を叩かないようにしましょう。
- 背部は肺尖部から下肺野まで左右対称に行います。
- 含気量が多い部位、つまり肺野ではトントンと乾いた音である清音（共鳴音）が聞こえます。
- 臓器がある部位や胸水や腫瘍などの液体や固体組織では、ドンドンと鈍い音である濁音が聞こえます。

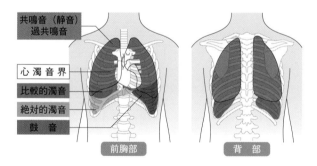

図 2-1　一般的な打診音とその領域
［清村紀子："根拠と急変対応からみたフィジカルアセスメント"、p.138、医学書院（2014）をもとに作成］

（2）　横隔膜可動域の推定：　坐位で背面から打診を行います。横隔膜の可動域は、3〜6 cm 程度で、横隔膜より上は清音、下は濁音が聞かれます。
　はじめに横隔膜の位置を同定します（図 2-2）。

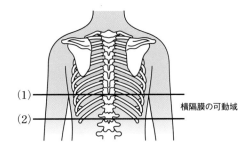

図 2-2　横隔膜の位置の同定と可動域の推定

(1) 息をしっかり吸ってもらったところで息を止め、濁音と清音との境目を見つける。
(2) 息をしっかり吐いてもらったところで息を止め、濁音と清音との境目と見つける。
(3) (1) と (2) の差を測定し、可動域を推定する。

5. 聴　診

　呼吸音：　正常の呼吸音では減弱や喘鳴はなく、正常の呼吸音が聞こえます。異常の場合は呼吸音の減弱や消失を認められ、副雑音が聴取されます。一般に呼吸音は図 2-3 のように分類されます。

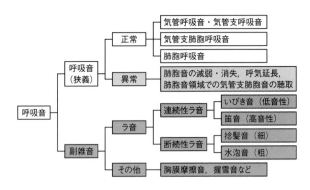

図 2-3　呼吸音の分類

［守田美奈子：“写真でわかる看護のためのフィジカルアセスメントアドバンス”、p. 94、インターメディカ (2016) をもとに作成］

❶ 聴診部位と聴診順序：基本的には膜面を当てて聴診しますが、肺尖部はベル面を当てます。聴診部位と一般的な聴診順序を図 2-4 に示します。

❷ 正常の呼吸音と副雑音：正常の呼吸音の領域を図 2-5 に、副雑音のうちラ音の特徴について表 2-1 に示します。

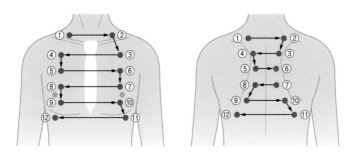

図 2-4　聴診部位と一般的な聴診順序
前面、背面ともに①〜⑫まで、肺尖部から下肺野まで左右対称に聴診する。

前面　　　　　背面

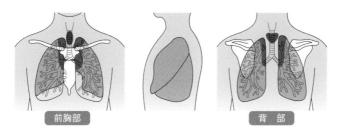

前胸部　　　　　　　　　背　部

図 2-5　正常な呼吸懇領域
●：気管呼吸音　　●：気管支呼吸音または気管支肺胞呼吸音　　●：肺胞呼吸音
［医療情報科学研究所 編："フィジカルアセスメントがみえる"、p. 117、メディックメディカ（2015）をもとに作成］

表 2-1　ラ音の特徴

(a) 連続性ラ音

	特　徴		おもな聴取タイミング
いびき音	● 低音 ● 「グーグー」 ● 気管や比較的太い気管支の狭窄		呼気
笛　音	● 高音 ● 「ヒューヒュー」 ● 比較的細い気管支の狭窄		呼気終末期

(b) 断続続性ラ音

	特　徴		聴取タイミング
捻髪音	● 細かい ● 髪の毛をねじるような音 ● 「バリバリ」「チリチリ」 ● 線維化した肺胞が無理やり広がるときに生じる		呼気
水泡音	● 粗い ● 「ボコボコ」 ● 気管支に分泌物や液体があるために生じる	──分泌物	呼気終末期

| 2 | 循 環 器 編 |

事例-3

- 疾患名： 心筋梗塞
- 対象者（患者）： 60歳の男性、身長170 cm、体重72 kg
- 入院までの経過： 3日前に胸痛発作で救急外来を受診。急性心筋梗塞と診断されて心臓血管カテーテル治療を施行した。左冠動脈6番の90％の狭窄が認められた。
- 入院時の状態： 心筋逸脱酵素（クレアチンキナーゼ（CK）、CK-MB、LDHなど）の値がピークを越え、一般病棟に転棟した。現在、酸素療法としてナザール3Lを投与し、持続点滴、モニタリングを施行している。
- 安静度： 室内歩行のみ可能。食事は、今朝から1600 kcal（塩分9 g）の摂取を開始した。午前10時の検温に訪室した場面。

● 医療面接から一般状態を観察しアセスメントする場面 ●

部位	コミュニケーション・関係づくり	医療面接・視診・触診・打診・聴診	アセスメント（赤字は検査値、観察結果など）
頭部から顔面にかけて	「おはようございます」 「気分はどうですか」	【視診】 ●苦痛様表情の有無	・眠そうな顔をしている ●訪室時の第一印象から、心筋梗塞の再発徴候がないか、十分な睡眠がとれたかどうかを推察する
	「昨日は眠れましたか。胸の痛みや吐き気はありませんか」 （胸痛がある場合）「持続時間は、どのくらいですか。胸痛の程度は 10 分のいくつですか。どのような痛みですか」	【医療面接】 ●胸痛の有無・部位・持続時間 ●悪心・嘔吐の有無 ●睡眠状況 【視診】 ●胸部症状がある場合は、体位、苦悶様表情、顔面蒼白の有無を観察 【触診】 ●冷汗の有無を確認	・体勢は仰臥位。苦悶表情なし。睡眠時間 6 時間。痛みの訴えなし。冷汗、悪心・嘔吐なし。心電図結果：ST 波の上昇なし。胸部症状なし ●心筋の虚血があると胸痛を生じる ●苦悶表情、胸痛の訴え、手のひらで胸部全体をつかむ、肩・背中・上腹部を押さえる状態（放散痛）が 20～30 分以上持続する場合は、心筋梗塞の可能性がある (p. 108 3 章 **3** 参照) ●痛みがある場合は、NRS（数値評価スケール）や表情評価スケールで客観的に評価する (p. 79 参照) ●心電図（ST 波の上昇）や血液検査（心筋逸脱酵素の値）などと合わせて (p. 112「検査」参照)、心筋梗塞の有無を観察する ●糖尿病を併発している場合は痛みの閾値が低いため、既往歴を確認しておく。会話が成立しない場合は、脳梗塞の可能性もある ●心筋梗塞により心拍出量が低下している場合は、冷汗、悪心・嘔吐といった徴候があるため確認が必要である
	（痛みの部位に変化がある場合） 「痛みの部位に変化はありませんか」	【医療面接】 ●胸部（上部）や背部の痛みの有無、痛みの持続、痛みの部位の変化について確認	●痛みの部位が変化し、持続する場合は、大動脈解離の可能性がある
	（話しかけても無反応な場合）	【視診】 ●意識レベル、呼吸状態、顔色、チアノーゼ 【触診】 ●冷汗の有無、頸動脈触知	●意識レベルの低下、呼吸不全、顔面蒼白、チアノーゼがみられた場合、心筋梗塞により心原性ショックを生じた可能性があり、急変時対応を発動する必要がある（コードブルー） ●即座に頸動脈を確認し、触知できなければ循環停止が考えられる

部位	コミュニケーション・関係づくり	医療面接・視診・触診・打診・聴診	アセスメント（赤字は検査値、観察結果など）
頭部から顔面にかけて	「唇、口の中を見せてください」	【視診】 ●口唇・口腔内のチアノーゼの有無を確認 ●口唇乾燥、舌苔の有無などの確認	・口唇・口腔内のチアノーゼなし ・口唇乾燥、舌苔なし ●心筋梗塞の合併症で左心不全が生じた場合は、還元ヘモグロビンが増加し、口唇や口腔内にチアノーゼを生じる。その場合は、心拍出量低下による末梢の冷感や冷汗の有無を確認する ●チアノーゼを認めた場合は、酸素飽和度と合わせてアセスメントする ●（ケアの方向性）飲水制限により脱水の可能性があるため、口腔内を観察し、唾液量の減少がないか、口唇乾燥がないか観察する
頸部	「首筋を見せてください」	【視診】 ●頸動脈の拍動、リズム、右頸静脈の怒張の有無を観察する 【聴診】 ●血管雑音の有無を確認 【触診】 ●血管雑音がない場合には頸動脈の触知頸動脈の観察	・頸動脈の血管雑音なし。頸動脈拍動良好。リズム整。左右差なし ・起坐位で右頸静脈の怒張・拍動みられない ●頸静脈の怒張や拍動が認められないことから、右心不全の徴候なし ●血管雑音が聞かれないことから、動脈硬化頸動脈の血管狭窄の徴候はみられない。また、頸動脈の触知良好であることから、血圧は 50～60 mmHg 以上と推定でき、頸動脈の血流は保たれている
胸部・上肢・手指	「血圧と脈拍を測ります」 「手を見せてください」（手に触れる）	【視診】 爪床チアノーゼの有無 【触診】 ●橈骨動脈（左右差） ●皮膚の湿潤、冷感、冷汗 【聴診】 ●血圧（左右上肢）	・脈拍数 72 回/分、リズム整、左右差なし ・血圧 132/78 mmHg、左右差なし ・爪床チアノーゼなし。皮膚の湿潤、冷感、冷汗なし ●脈拍は触知でき、リズムや回数も問題なく、血圧も安定しており、末梢循環不全の徴候はない ●頻脈または脈拍触知不能、血圧低下の場合は、心原性ショックの可能性がある ●心筋梗塞では不整脈を合併している場合も多い。橈骨動脈の触知ができれば、血圧は 80 mmHg 以上は確保されていると推定できる ●また、四肢血圧の左右差の有無は、大動脈解離と鑑別のために確認が必要である （つづく）

部位	コミュニケーション・関係づくり	医療面接・視診・触診・打診・聴診	アセスメント（赤字は検査値、観察結果など）
胸部・上肢・手指			●心筋梗塞の合併症で左心不全が生じた場合は、還元ヘモグロビンが増加し、爪床チアノーゼを生じる。その場合は、心拍出量低下による末梢の冷感や冷汗の有無を確認する（p.39「口唇チアノーゼ」参照）

| 胸部・上肢・手指 | 「お胸の音を聴かせてください」

（患者の体位は、臥位のまま） | 【医療面接】
●動悸の有無、胸部症状の再確認
【視　診】
●呼吸数とパターン、呼吸音、胸郭動き、心尖拍動
【聴　診】
●呼吸音、心音 | ・動悸なし。胸郭の動き：左右差なし。呼吸音：左右差なし、水泡音なし。呼吸数14回/分。心音：Ⅰ音・Ⅱ音のリズム整、心雑音なし、過剰心音認めず
・心尖部は、第5肋間鎖骨中線上で確認できた
●心筋の虚血により不整脈や心不全が生じると、異常心音やリズムの不整が生じる。心音の聴診と合わせて、ベッドサイドモニター、心電図の結果と合わせて考える
●左心不全を生じると肺水腫を生じることがあるが、呼吸状態からはその徴候はみられていない
●心部の位置から、心拡大の徴候もみられない（胸部X線写真の所見（CTR、p.112「検査」参照）と合わせて考える） |

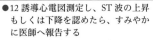

●12誘導心電図測定し、ST波の上昇もしくは下降を認めたら、すみやかに医師へ報告する
●心電図測定ができない場合は、すぐに緊急コールが必要になる

部位	コミュニケーション・関係づくり	医療面接・視診・触診・打診・聴診	アセスメント（赤字は検査値、観察結果など）
腹部・腰部（膀胱含む）	「朝ごはんはどのくらい召し上がりましたか」	【医療面接】 ●食事摂取量、食欲の有無 ●水分摂取量、悪心嘔吐、全身倦怠感などの症状を確認	・30 分間坐位で食事をし、全量摂取できた。食欲あり。悪心・嘔吐なし。全身倦怠感なし。前日の水分摂取量1200 mL ・心尖部は、第 5 肋間鎖骨中線上で確認できた ●坐位による気分不快などなく、食事摂取、水分摂取に伴う活動において循環不全はみられていない ●（ケアの方向性）塩分制限により摂取量が減少していないか観察を行う。水分制限の指示が出ているときには水分の過剰摂取に注意する。また尿量と合わせて in-out バランスをチェックしながら水分の過剰摂取をしないように注意する
	「お腹は張っていませんか。排便はありますか」 「どんな便が出ていますか」 「ガスは出ていますか」 「背中の状態も見ます」 「尿回数はどのくらいですか」 「いつもより尿量が少ないですか」	【医療面接】 ●便回数と性状を確認 ●1 日排尿回数、1 日尿量、1 回尿量、尿比重を確認 【視 診】 ●腹壁と背部の浮腫を確認する 【触 診】 ●仰臥位で腹壁の緊満の有無を確認する ●腹壁と背部の圧痕の程度を判断する	・前日の排便回数：1 回、普通便。腹部緊満なし。腹部・背部の浮腫なし ●現在は、腹部状態・排便状態問題なし ●現段階では右心不全の徴候はみられない。右心不全があると、静脈圧の上昇により腹水を生じたり、小腸・大腸の浮腫による、栄養素・電解質などの吸収障害による、下痢を生じる可能性がある。電解質（K、Cl、Na など）や肝機能と合わせて観察していく ●水分摂取量/尿量のバランスはとれている。尿量が保たれており、心拍出量低下の徴候はみられていない ●利尿薬を服用しても尿量が少ない場合は、心拍出量減少による臓器還流低下が考えられる ●体重の値と in-out バランスをみて、水分の排泄ができているかを確認する

▼
（つづく）

・・

in-out バランス：水分出納ともいう。体内に入った水分量（in）と身体の外に排出された量（out）は同じであることでバランスが保たれている。

部位	コミュニケーション・関係づくり	医療面接・視診・触診・打診・聴診	アセスメント（赤字は検査値、観察結果など）
四肢	「腕の血圧との違いを見るために、足の血圧も測らせてください。足の動脈も触ります」	【触診】 ●足背動脈、下肢・足背・足底の圧痕の程度、冷感の有無 【聴診】 ●血圧（下肢）	・血圧 130/74 mmHg、左右差なし。足背動脈の触知良好。下肢・足背・足底に圧痕はみられず。冷感なし ●血圧が安定し、足背動脈が触知できていることから、末梢循環不全の徴候はない ●右心不全があると下肢の浮腫が生じるが、その兆候はみられていない
	「起きてから今までどの程度歩かれたか教えてください」	【医療面接】 ●安静度についてどのくらい知識をもっているかを確認する	・医師の指示よりも活動量が多い ●リハビリテーション範囲内の心負荷でないと、再梗塞のおそれがある ●（ケアの方向性）心筋の酸素消費量の低下と心臓の負担を減らすことが必要であるため、体動制限の中で安楽な体位を促す

事例-4

- 疾患名：　心不全
- 対象者（患者）：　70歳の男性、身長165 cm、体重65 kg
- 入院までの経過：　（原因疾患による慢性心不全で外来通院中である。現在、）利尿薬を服用中である。3日前から呼吸困難を訴え外来を受診し、心不全の症状が悪化しているため入院となった。本日は入院3日目である。
- 入院時の状態：　酸素療法としてナザール3 L流量中で、1日の飲水制限は800 mLである。食事は塩分制限6 gの制限食で、1400 kcalの指示が出ている。心電図モニターを装着中。
- 安静度：　ベッド上安静だが、排泄時のみトイレ歩行が可能。日中はトイレで排尿、夜間は尿器を使用している。午前10時の検温に訪室した場面。

● 医療面接から一般状態を観察しアセスメントする場面 ●

部位	コミュニケーション・関係づくり	医療面接・視診・触診・打診・聴診	アセスメント（赤字は検査値、観察結果など）
頭部から顔面にかけて	「おはようございます」 「気分はどうですか」	【視診】 ●患者の表情、顔色、咳嗽 ●起坐呼吸の有無を確認	・表情は明るいが、顔色はやや白い ・咳嗽みられず、起坐呼吸もなし ●訪室時の第一印象（表情や顔色、姿勢）から、患者が夜間に十分な休息が取れたか、心不全に伴う呼吸困難がないかをとらえる ●顔色がすぐれない、苦痛表情、咳嗽、起坐呼吸などがみられた場合は、呼吸困難による不眠の可能性を考える
	「夜は眠れましたか」 「呼吸は苦しくないですか」 「痰は出ますか」	【医療面接】 ●睡眠状況、呼吸困難の有無 【視診】 ●会話中の呼吸状態 ●呼吸パターンを観察	・呼吸困難のため、夜間に覚醒することがある。会話中の息切れなし。呼吸パターン正常。喀痰なし ●会話中に息切れがみられる場合は、左心不全による、肺うっ血、還元へモグロビンの減少による呼吸困難が考えられる（p.109「病態」参照）

（つづく）

部位	コミュニケーション・関係づくり	医療面接・視診・触診・打診・聴診	アセスメント（赤字は検査値、観察結果など）
頭部から顔面にかけて	「頭痛やめまいはありますか」 「眼を見せてください」	【医療面接】 ●頭痛やめまいなどの症状確認 【視 診】 ●眼瞼結膜の確認	・頭痛、めまいなし。眼瞼結膜：赤色 ●頭痛、めまいはなく、眼瞼結膜の蒼白もみられないことから、貧血の徴候はない。血液検査でヘモグロビン（Hb）、ヘマトクリット（Ht）の値と合わせて判断する
	「唇、口の中を見せてください」	【視 診】 ●口唇チアノーゼの有無を確認 ●口唇乾燥、唾液量、舌苔などの確認	・口唇・口腔内のチアノーゼなし ・口唇乾燥、舌苔なし ●心筋梗塞の合併症で左心不全が生じた場合は、還元ヘモグロビンが増加し、口唇や口腔内にチアノーゼを生じる。その場合は、心拍出量低下による末梢の冷感や冷汗の有無を確認する（p.39「口唇チアノーゼ」参照） ●（ケアの方向性）飲水制限により脱水の可能性がある場合は、口腔内を観察し、唾液量の減少がないか、口唇乾燥がないか観察する
頸部	「首筋を見せてください」	【視 診】 頸静脈の怒張・拍動、中心静脈圧の推定 【聴 診】 ●頸動脈の血管雑音の有無 【触 診】 ●（血管雑音がないことを確認後）頸動脈の拍動、リズム	・頸動脈の血管雑音なし。頸動脈拍動良好。リズム整、左右差なし ・起坐位で右頸静脈の怒張・拍動なし ●頸静脈の怒張や拍動が認められないことから、右心不全の徴候はない。起坐位の体勢で拍動や怒張が確認される場合は、内頸静脈に血液がうっ滞し、中心静脈圧が上昇している可能性がある ●血管雑音が聞かれないことから、動脈硬化、頸動脈の血管狭窄の徴候はみられない。また、頸動脈の触知良好であることから、血圧は 50～60 mmHg 以上と推定でき、頸動脈の血流は保たれている（p.42「頸動脈の触診」参照）

部位	コミュニケーション・関係づくり	医療面接・視診・触診・打診・聴診	アセスメント（赤字は検査値、観察結果など）
胸部・上肢・手指	「血圧と脈拍を測ります」 「手を見せてください」（手に触れる）	【視診】 ●爪床チアノーゼの有無 【触診】 ●橈骨動脈（左右差） ●皮膚の湿潤、冷感、冷汗 【聴診】 ●血圧	・脈拍数 68 回/分、リズム整、左右差なし。血圧 128/70 mmHg、左右差なし ・爪床チアノーゼなし。皮膚の湿潤、冷感、冷汗なし ●脈拍は触知でき、リズムや回数も問題なく、血圧も安定しており、末梢循環不全の徴候はない ●爪床にチアノーゼがみられないことから、還元ヘモグロビンの増加はなく、心不全による心拍出量低下の徴候はない
	「お胸の音も聴かせてください」 （患者の体位は、臥位のまま）	【医療面接】 ●動悸の有無 【視診】 ●呼吸数とパターン、呼吸音・胸郭の動き ●心尖拍動 【触診】 ●心尖拍動 【聴診】 ●呼吸音、心音	・動悸なし。胸郭の動き：左右差なし。呼吸音：右下葉の一部に水泡音が聞かれる。呼吸数 14 回/分。心音：I音・II音のリズム整、心雑音なし、過剰心音は認めない ・心尖部は、第 5 肋間鎖骨中線上で確認できた ●右肺野に水泡音が聞こえていることから、心不全により静水圧が上昇し、肺水腫を生じていると考えられる。チアノーゼはみられず、呼吸困難もないため、坐位では低酸素血症の徴候はみられない。しかし、胸部 X 線写真で右下葉に胸水が確認されていることから、臥位時は低酸素血症に陥っている可能性がある。酸素飽和度と合わせて確認する ●心雑音や過剰心音（III音、IV音）を認めないことからも、心不全の徴候は認められない ●心尖部の位置から、左心拡大の徴候はみられない（胸部 X 線写真の所見（CTR、p. 112 参照）と合わせて確認する）。長期の心不全で左心拡大がみられる場合がある ●(ケアの方向性) 夜間はベッドをセミファーラー位にするなど、安楽な体位にセッティングする。また、右胸水のため、左側臥位を長時間とらないよう、清拭などのケアの方法を工夫する

（つづく）

部位	コミュニケーション・関係づくり	医療面接・視診・触診・打診・聴診	アセスメント（赤字は検査値、観察結果など）
腹部	「朝ごはんは、どのくらい召し上がりましたか」 「水分は制限できていますか」	【医療面接】 ●食事摂取量、食欲の有無 ●水分摂取量、悪心嘔吐、全身倦怠感などの症状を確認	・30分間坐位で食事をし、全量摂取できた。食欲あり。 ・悪心・嘔吐なし。全身倦怠感なし ・前日の水分摂取量 800 mL ●飲水制限は守られており、坐位による気分不快などなく、循環不全はみられていない ●（ケアの方向性）塩分制限により摂取量が減少していないか観察を行う。尿量と合わせて in-out バランスをチェックし、水分の過剰摂取をしないように注意する
	「お腹は張っていませんか」 「ガスは出ていますか」 「昨日の排便回数を教えてください」 「背中の状態も見ます」	【医療面接】 ●排ガスの有無、便の回数や性状 ●腹部膨満感 【視診】 ●腹水の有無と程度 ●腰背部の浮腫 【触診・打診】 ●肝臓の大きさ、浮腫の有無 ●腹壁の緊張の有無 【聴診】 ●腸蠕動音の確認	・前日の排便回数：1回、普通便。腹部緊満なし。 ・腹部・背部の浮腫なし ●現在は、腹部状態・排便状態に問題ないが、利尿薬を内服していることにより、腸管内の水分が奪われ便秘になる可能性があるので、観察をつづける ●現段階では、右心不全の徴候はみられない。右心不全があると、静脈圧の上昇により肝腫大とそれに伴う腹水を生じる。また、小腸・大腸に浮腫が生じると、栄養素・電解質などの吸収障害による、下痢を生じる可能性がある。電解質（K、Cl、Na など）や肝機能と合わせて観察していく ●（ケアの方向性）便秘があると、排便時に心負荷がかかるため、便秘を生じないよう、排便コントロールをすることが必要である
	「尿回数はどのくらいですか」 「1回の尿量は少なくないですか」	【医療面接】 ● 1日排尿回数、尿量 【視診】 ●体型	・前日の排尿回数：10回、1150 mL。尿比重 1.012 ●in-out バランスはとれており、尿量が保たれていることから、心拍出量低下の徴候はない。利尿薬を服用しても尿量が少ない場合は、心拍出量低下による臓器還流量低下が考えられる ●利尿薬を服用しても尿量が少ない場合は、腎前性腎不全、乏尿、夜間多尿は心拍出量減少による臓器還流低下が考えられる

部位	コミュニケーション・関係づくり	医療面接・視診・触診・打診・聴診	アセスメント（赤字は検査値、観察結果など）
四肢（上肢・下肢）	「足にむくみはないですか」 「爪の色を見せてください」 「皮膚の状態を確認させてください」 「歩きにくさはないですか」	【医療面接】 ●浮腫の有無、皮膚の異常の有無を確認 【視診】 ●足の爪床チアノーゼの有無 ●皮膚色・褥瘡好発部位（踵、腸骨、臀部など）を観察 ●浮腫の場所・左右差 【触診】 ●足背動脈 ●下肢・足底の圧痕の程度、冷感の有無	・足爪床チアノーゼなし。皮膚損傷なし。足背動脈触知良好。下腿・足背・足底の浮腫なし ●左心不全により心拍出量が低下すると、還元ヘモグロビンが増加し爪床チアノーゼがみられるが、足底動脈触知良好で、足爪床のチアノーゼもみられないことから、下肢末梢循環は保たれている ●右心不全を生じると、静脈圧の上昇により、全身性の浮腫が生じる。現段階では、下腿や足背・足底に浮腫はなく、その徴候はみられていない ●（ケアの方向性）浮腫があると、皮膚損傷を生じやすい。とくに安静臥床や、高齢者、栄養不良がある場合は、注意が必要である。また、足底の浮腫による歩行バランスの崩れから転倒リスクもあるため、浮腫の観察と合わせて、皮膚損傷や転倒予防に努める

　心筋梗塞など循環器系の疾患は、全身への栄養や酸素の供給に支障をきたし，心原性ショックを起こし緊急に対処が必要な状況に陥る場合があります。そのため、患者のもとに訪室した際には、意識レベルとともに冷汗や顔面蒼白などを観察し、心拍出量低下の兆候がある場合は、すぐにナースコールなどで患者さんの状態を報告します。緊急性がない場合にはさらに細かな状態を把握していきます。

1. 医療面接

　循環器の患者さんに行う一般的な医療面接の項目と内容を表2-2に示します。医療面接の際には、なぜ、その項目を質問するのか根拠を明確にし、意図的に行いましょう。また、医療面接では、疾病がもたらす症状や徴候だけでなく、日常生活への支障の有無やその内容も確認します。循環器に支障があると、ADL（日常生活動作、activities of daily living）にも影響を及ぼします。排泄や食事といった日常生活にどのような支障をきたしているかアセスメントし、看護支援につなげるためにも医療面接による情報収集が重要です。

表2-2　医療面接で収集する情報

項　目	質問内容
主　訴	胸痛、動悸、息切れ・呼吸困難、咳嗽、倦怠感、頭痛、めまい
現病歴	発病から現在までの経過
既往歴 服用している薬剤	心疾患、心疾患以外の疾患（生活習慣病など）
家族歴	心疾患、糖尿病、脂質異常症、高血圧症など
環境因子	職業歴、職場環境、ストレス
生活習慣因子	喫煙、飲酒、運動習慣、食習慣
年齢、発達段階	
症状や徴候に伴う 日常生活への影響	
睡眠時間・熟睡感	

2. 視 診

a. 頭部から顔面

（1）　呼吸パターン、咳嗽、起坐呼吸：　左心不全では、肺に血液がうっ滞すると呼吸困難や咳嗽が生じます。また、胸郭運動を楽に行うため自然と起坐位をとるようになります。よって、訪室時に、起坐呼吸はみられないか、会話中の息切れや咳嗽がないかを観察します。

（2）　眼瞼結膜：　貧血徴候があると眼瞼結膜が蒼白になります。示指で下眼瞼を下に引き、眼瞼結膜の色を観察します（図2-6）。眼瞼結膜の蒼白が認められた場合は、貧血の随伴症状である頭痛やめまい、血液検査結果のヘモグロビン（Hb）やヘマトクリット（Ht）の値などと総合してアセスメントします。

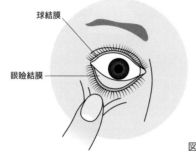

球結膜

眼瞼結膜

図 2-6　眼瞼結膜の観察

（3）　意識レベル：　JCS（ジャパン・コーマ・スケール）やGCS（グラスゴー・コーマ・スケール）で経時的に観察します。意識レベルの低下がみられた場合は、脳への酸素供給の低下、心拍出量の低下が進み、心原性ショックをきたしている可能性があります。この場合は、顔面の蒼白・チアノーゼや末梢冷感、発汗・冷汗、血圧低下、呼吸不全、頻脈あるいは脈拍触知不能などの徴候があるかを確認します。

（4）　口唇チアノーゼ：　心不全などで心拍出量が低下し、血中の還元ヘモグロビン濃度（酸素と結びついていないヘモグロビンの濃度）が5 g/dL以上になると、チアノーゼがみられます。チアノーゼは低酸素血症のサインの1つで、口唇や爪に紫青色を認めます。低酸素血症の徴候は、ほかに、血圧低下や冷汗、酸素飽和度の低下があります。

貧血時には注意が必要

　貧血の患者さんは総ヘモグロビン量が減少しています。よって、心拍出量が低下しても、還元ヘモグロビンが増加せずにチアノーゼの徴候がみられないことがあります。

b. 頸　部

（1）　頸静脈：　右心房に直結しているため、右心不全があると、右心房に戻れない血液が頸静脈にうっ滞するため、起坐位で頸静脈の怒張・拍動が認められます。

　患者さんの姿勢は仰臥位で、首を左側に傾けてもらいます。右側の胸鎖乳突筋の起始部をペンライトで照らすと、正常でも頸静脈の怒張や拍動が観察できます（図2-7）。正常の場合は、上体を挙上していくと徐々に消失しますが、心不全（とくに右心不全）がある場合は、起坐位でも頸静脈の怒張・拍動が認められます（図2-8）。

　頸静脈に血液がうっ滞すると中心静脈圧が上昇します。中心静脈圧を推定するには、ベッドを45°までギャッチアップし、胸骨角と頸静脈の怒張・拍動がみられる最高点の高さに定規を当てます。右心房の中心から胸骨角までの距離が5cmであ

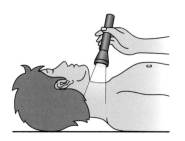

図 2-7　頸静脈の視診

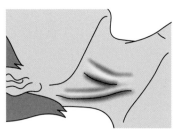

図 2-8　頸静脈の怒張

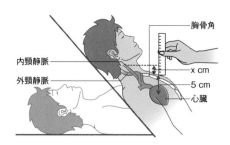

図 2-9　中心静脈圧の推定

ることから、高さが 4.5 cm を超えている場合は、中心静脈圧が 9.5 cmH$_2$O を超えることが推定されます（図 2-9）

c.　胸部・上肢・手指
（1）　爪床チアノーゼ：　詳細は、前述の「口唇チアノーゼ」の解説を参照。
（2）　呼吸音・胸郭：　呼吸への影響をみるために、呼吸音の聴取や胸郭の動きを確認します（p. 22、24 参照）。
（3）　心尖拍動：　心尖部が胸壁に当たることで拍動を生じます。心尖部は、一般的に第 5 肋間鎖骨中線付近にあります（図 2-10）。心尖拍動の位置を確認することで左室拡大を予測できます（詳細は次ページの「触診」を参照）。
　　心尖拍動を観察するには、姿勢を左 45° 左側臥位にし、心尖部をペンライトで照らして視診を行います。

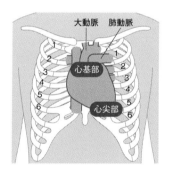

図 2-10　心基部と心尖部

d.　下肢・足趾
（1）　足の爪床チアノーゼ：　詳細は、前述の「口唇チアノーゼ」の解説を参照。
（2）　浮　腫：　右心不全があると、静脈血が右心室から肺へ送られにくくなり、全身から右心に戻ろうとする血液がうっ滞し静脈圧が上昇するため、末梢の血漿が間質に押し出されることで浮腫が生じます。全身を観察し、浮腫の部位や左右差を確認します。
　　下肢（脛骨前面、足背、内果）は浮腫が出現しやすい部位ですが、顔面、陰嚢や陰唇、重力がかかって身体の下になっている部位も浮腫の出現しやすい場所になります。

3. 触　診

a. 頸　部

（1）　頸動脈：　頸動脈は左心系の異常を把握するために重要な情報です。

　頸動脈は、胸鎖乳突筋の内側を走行しています。示指、中指で甲状軟骨を触れてから、胸鎖乳突筋の下に指先を移動させ拍動部位を探し、拍動数、強さ、リズムを観察します（図 2-11）。頸動脈が触知できれば、血圧が 50～60 mmHg 以上保てていることが推測できますので、とくに緊急時には重要な観察点です。

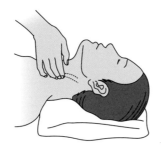

図 2-11　**頸動脈の触診**

> **頸動脈触診時の注意**
> 　頸動脈を左右同時に圧迫すると脳血流量が減少するため、触診は必ず片方ずつ行います。頸動脈洞には圧受容器があるため、圧迫すると徐脈や失神の恐れがあるので注意しましょう。

b. 胸部・上肢・手指

（1）　橈骨動脈：　心臓から送り出された血液が末梢まで届いているかを観察し

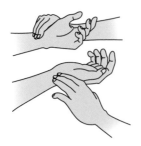

図 2-12　**橈骨動脈の触診**

ます。橈骨動脈は、長掌筋腱と橈側手根屈曲腱の橈側（母指側）で触知ができます。両側の橈骨動脈に示指、中指、薬指の3本を軽く当て、左右同時に触知します（図2-12）。脈拍数、リズム、緊張度、左右差を観察します。

（2）皮膚の湿潤、冷感、冷汗： 心拍出量低下が起こると、末梢の手足が冷たくなり、皮膚が湿潤します。橈骨動脈触知を行う際には手に触れ、皮膚の冷感や皮膚の湿潤がないかを確認します。徴候が見られた際には、チアノーゼや血圧低下・呼吸不全・顔面蒼白・意識レベル低下の有無を観察し、ショックの徴候がないかアセスメントします。

（3）心尖拍動： 姿勢を45°左側臥位にし、心尖部（左第5肋間鎖骨中線）をペンライトで照らして拍動部位を確認します。つぎに、心尖部に手掌全体を置いて触診をします（図2-13）。拍動が触れたら、胸骨中線から最も拍動の強い点までの距離を測定します。測定値が10 cm以上の場合は左室拡大の可能性があります（図2-14）。胸部X線写真で、心胸郭比（CTR、p.112参照）の値と合わせてアセスメントします。

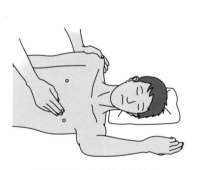

図2-13 心尖拍動の触診

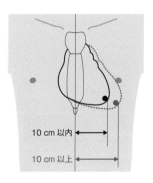

10 cm 以内

10 cm 以上

図2-14 心尖拍動部位の評価

c. 腹 部

腹水の有無： 心不全による肝腫大から腹水が生じていないかを確認します（p.181「COLUMN：10」も参照）。

d. 下肢・足趾

（1）足背動脈： 心臓から送り出された血液が末梢まで届いているかを観察し

ます。足背動脈は、長母趾伸筋腱の外側で、第3趾の付け根と内果を結んだ線の中点で触知できます（図2-15 (a)）。両側の橈骨動脈に示指、中指、薬指の3本を軽く当て、左右同時に触知します（図 (b)）。脈拍数、リズム、緊張度、左右差を観察します。

（2）　浮　腫：　右心のはたらきが低下すると、静脈血が右心室から肺へ送られにくくなり、右心に戻ってくる血液がうっ滞すると静脈圧が上昇し、下肢の静脈がうっ血し浮腫が認められます。

　下肢の浮腫は、脛骨前面、足背、内果で観察できます（図2-16）。視診で浮腫のある場所を確認したら、母指や示指・薬指で5〜10秒圧迫します。その後、圧痕の深さと元に戻るまでの時間を測定して浮腫の程度を評価します。

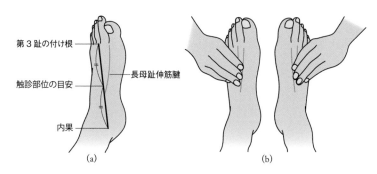

第3趾の付け根
長母趾伸筋腱
触診部位の目安
内果
(a)
(b)

図 2-15　足背動脈の部位 (a) と触診方法 (b)

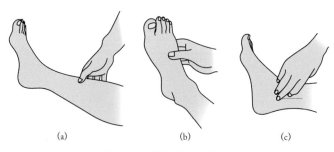

(a)
(b)
(c)

図 2-16　浮腫の観察部位
(a) 脛骨前面　　(b) 足背　　(c) 内果

4. 打 診

腹 部

肝臓の大きさ： 打診で肝臓の大きさを観察します。右心不全があると、静脈血が右心室から肺へ送られにくくなり、全身から右心に戻ろうとする血液が肝臓でうっ滞し肝腫大が生じます。

5. 聴 診

a. 頸 部

頸動脈： 頸動脈の聴診は、動脈硬化などによる血管狭窄の有無を確認することができます。動脈硬化が疑われる場合は、聴診で雑音がないことを確認してから触診を行います。下顎角直下 2 cm の部位（内頸動脈と外頸動脈が分岐する、最も動脈硬化を起こしやすい部位である）に聴診器を当てます（図 2-17）。血管狭窄が生じていると、ビュービューといった風が吹きつけるような血管雑音が聴取されます。

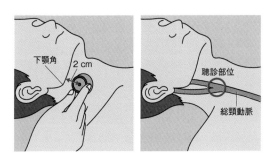

図 2-17 **頸動脈の聴診**

b. 胸部・上肢・手指

心 音： 心臓は収縮と拡張を繰り返しながら全身や肺に血液を送り出しています。この際重要なはたらきをするのが弁です。心室にたまった血液を逆流させないために、心房と心室の間にある三尖弁と僧帽弁が閉じるときに生じる音を I 音といいます。心室から血液が送り出され、心室よりも肺動脈や大動脈の圧が高くなると、肺動脈弁と大動脈弁が閉じます。この際生じるのが II 音です。すなわち、 I 音

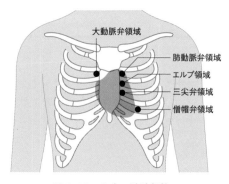

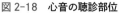

図 2-18 心音の聴診部位

と II 音の間が収縮期、II 音と I 音の間が拡張期となります。

　心音の聴診では、I 音 II 音の音とリズムを聴取します。さらに、心雑音や過剰心音といった異常な心音がないか確認します。

❶ 心音の聴診部位：心音が聞こえる領域は下記に示すとおりです。I 音は三尖弁領域や僧帽弁領域（心尖部）で聴取でき、II 音は肺動脈弁領域、大動脈弁領域で聴診できます（図 2-18）。

1)　大動脈弁領域：第 2 肋間胸骨右縁
2)　肺動脈弁領域：第 2 肋間胸骨左縁
3)　エルプ（Erb）領域：第 3 肋間胸骨左縁
4)　三尖弁領域：第 4 肋間胸骨左縁
5)　僧帽弁領域：第 5 肋間鎖骨中線（心尖部）

❷ 聴診方法・観察内容：聴診器の膜面を各聴診部位に当て聴診します。

　まず、I 音と II 音を聞き分けます。三尖弁領域や僧帽弁領域では I 音が大きく聞こえ、大動脈弁領域や肺動脈弁領域では II 音が大きく聞こえます。また、心音の聴診と頸動脈や橈骨動脈触知を同時に行うと、I 音とほぼ同時に動脈が触知でき、その後聴取される心音が II 音です。I 音と II 音の判別ができたら、リズムや速さを確認します。正常であれば、I 音と II 音が規則正しく聴取できます。

> Ⅰ音・Ⅱ音の正常所見
> 僧帽弁領域・三尖弁領域：Ⅰ音＞Ⅱ音
> 大動脈弁領域・肺動脈弁領域：Ⅰ音＜Ⅱ音

❸　異常心音：

1）心雑音：弁の狭窄や閉鎖不全があると、血流の流れが乱れ、血管壁を振動させ、心音と心音の間や、心音にまたがって「ザー」といった心雑音が聞こえます。

- 大動脈弁領域：大動脈弁狭窄症による心雑音
- 肺動脈弁領域：肺動脈弁狭窄症による心雑音、肺動脈弁閉鎖不全症による心雑音
- エルプ領域：大動脈弁閉鎖不全症による心雑音
- 三尖弁領域：三尖弁閉鎖不全による心雑音、三尖弁狭窄症による心雑音
- 僧帽弁部位：僧帽弁閉鎖不全症による心不全、僧帽弁狭窄症による心雑音

2）過剰心音（Ⅲ音・Ⅳ音）：Ⅲ音・Ⅳ音は、心尖部で最も聴取できる過剰心音です。Ⅲ音はⅡ音の直後に生じる。胸壁の薄い若年者では正常であっても聴取されることがありますが（生理的Ⅲ音）、40歳代以降で聴取された場合は病的な異常心音の可能性があります。Ⅳ音はⅠ音の直前に聞かれる異常心音で、心室の拡張性の低下が考えられます。

　Ⅲ音・Ⅳ音ともに低音であり、聴診器の膜面では聴取しにくいため、ベル面に切り替え、心尖部に軽く当て聴診します。

3）呼吸音：左心不全では、心拍出量低下により、肺に血液がうっ滞し肺水腫を起こしている場合があります。呼吸音の聴取も必ず行います（p. 24参照）。

3　消化器編

事例-5

- **疾患名：** イレウス（腸閉塞）
- **対象者（患者）：** 80歳の女性、身長150cm、体重42kg
- **入院までの経過：** 緩下剤を服用中であった。3日前から自宅で飲水後に嘔吐することがあり、3日間排便や排ガスはなかった。腹部膨満感が持続し、軽い腹部の痛みが持続していた。外来を受診したところ、イレウスと診断され、加療目的で入院となった。
- **入院時の状態：** 入院後、嘔吐はなく嘔気のみが持続している。入院2日目の朝に水様便、3日目の起床後に泥状便がみられた。入院4日目、絶食中で飲水のみ許可がでている。24時間で1500mLの点滴を行っている。
- **安静度：** 病棟内制限なし。排泄は看護師付き添いでトイレでまで歩行している。入院4日目の朝、午前10時の検温に訪室した場面。

● 医療面接から一般状態を観察しアセスメントする場面 ●

部位	コミュニケーション・関係づくり	医療面接・視診・触診・打診・聴診	アセスメント（赤字は検査値、観察結果など）
頭部から顔面にかけて	「おはようございます。夜は眠れましたか」	【医療面接】 ●夜間の睡眠状態の確認	・不眠の訴えはなし ●嘔気や腹痛、腹部膨満感がある場合、不眠につながる可能性が考えられる
	「呼吸は苦しくないですか」	【医療面接・視診】 ●会話中の呼吸状態、呼吸困難の有無を確認 ●呼吸パターンの観察	・会話中に呼吸困難感はみられない ●排ガス貯留による腹部膨満感、腹腔内圧上昇によって横隔膜が挙上するため、呼吸困難感が生じる可能性がある

部位	コミュニケーション・関係づくり	医療面接・視診・触診・打診・聴診	アセスメント（赤字が検査値、観察結果など）
頭部から顔面にかけて	「気持ち悪さはありませんか」 「顔色を見せてください」	【医療面接】 ●嘔気の有無、全身倦怠感の有無を確認 【視 診】 ●顔面に苦痛表情・皮膚の乾燥の有無を確認	・嘔気、嘔吐、腹痛の訴えはなく、顔面蒼白や皮膚の乾燥はみられない ●嘔気や不眠により顔色不良となることがある ●腸管の閉塞によって肛門側には消化液が流入しないため、水分の再吸収が制限される。体液量が不足し、脱水や循環血液量の減少が起こり、それに関連した皮膚乾燥の可能性がある
口腔内	「口の中を見せていただけますか」	【視 診】 ●口唇乾燥、口腔内出血の有無、舌苔の有無など確認 ●便臭の確認	・口唇が乾燥しているが、出血はない。また口臭もない ●絶飲食であったことに伴う体液量不足や定期的な口腔ケアの不足、低栄養状態［総蛋白（TP）、血清アルブミン（Alb）］、唾液分泌量減少の影響により口腔内が汚染される場合がある。飲水制限は口腔内乾燥を増悪させ、唾液の粘稠度を上げる ●腸管の閉塞により腸内容物が口側に逆流することで、腸管のガスが肛門側ではなく口腔側に排出されるため、口臭が便臭に傾く場合がある
頸部	「唾液をごくんと飲んでみてもらえますか」	【視 診】 ●嚥下反射の確認	・嚥下に問題はない ●絶飲食期間が長期化すると嚥下に必要な筋力や反射の低下が考えられる。肺音聴取、嚥下状態の観察を行うことが必要である
胸部	「血圧などを測って、お胸の音を聴かせてください」 （患者の体位は、臥位のまま）	【医療面接】 体温、肺音、呼吸苦の有無、胸部圧迫感の有無 【視 診】 呼吸数とパターン、深さ 【触 診】 ●脈拍（リズムは整脈か不整脈か） ●パルスオキシメーター装着中であれば酸素飽和度の数値確認も行う 【聴 診】 ●血圧	・呼吸数 15 回/分、呼吸リズム異常なし。SpO$_2$ 値 96％。嘔吐なし ●呼吸状態は問題なく、酸素飽和度は正常である ●腸管内圧が上昇すると、腹部膨満感や横隔膜下の圧迫が起こり、呼吸が浅く速くなる場合が考えられる ●呼吸が浅い状態がつづくと、肺胞への酸素供給量が不足することにより、呼吸苦や酸素飽和度の低下、頻脈が生じる ●嘔吐時に嘔吐物による誤嚥のリスクがある。誤嚥性肺炎が生じる可能性があるため、発熱や呼吸状態の観察を行う

（つづく）

部位	コミュニケーション・関係づくり	医療面接・視診・触診・打診・聴診	アセスメント（赤字は検査値、観察結果など）
腹部（腸管）	「お水はどのくらい飲んでいますか」	【医療面接】●水分摂取量を確認	・飲水量 150 mL（朝から）。飲水後の嘔気、嘔吐なし ●腹部の圧迫感や腹痛がある場合、水分摂取後に嘔気嘔吐の出現の可能性が考えられる
	「お腹が張ってますね。排便はありますか」「どんな便が出ていますか」「ガスは出ていますか」「お腹に痛みはありますか、常に痛いですか」「または痛いときと痛くないときがありますか」	【医療面接】●便と排ガスの有無、腹部痛の有無と部位の確認【視診】●腹部の皮膚の張り【聴診】●仰臥位で腹壁、腸蠕動音を確認する【打診・触診】●腹壁の緊張の有無●疼痛の有無	・入院 2 日目に下痢があった・腹部が張っている感じはなく、腹痛も出ていない。腸蠕動音は微弱であるものの聴取できた ●小腸・大腸の浮腫による循環障害が生じている可能性があり、腸管での電解質バランスの変動（血液データ：栄養素・電解質）による下痢が発生する場合が考えられる ●腹部膨満感や腹痛があり、腸蠕動音が聴取できない場合は、腸管全体が麻痺し血行障害を起こしている可能性がある。血行障害による腸管の壊死が進むと穿孔が起こり腹膜炎に至る場合がある（p.118 表 3-7 参照）
腹部（膀胱）	「尿回数はどのくらいですか」「いつもより尿量は少ないですか」	【医療面接】● 1 日量や 1 回排尿量の確認【視診】●尿の色・性状を確認	・尿回数 2 回。昨夜 22 時に排尿あり ●腸管の閉塞部より肛門側に消化液が流入しないため、腸管での水分再吸収が行われず循環血液量が減少し十分な尿量をつくれない可能性がある（in-out バランス）。また、2 日目に下痢がみられているため、脱水にも注意が必要
四肢（上肢・下肢）	「手足の状態を確認させてください」	【医療面接】●浮腫、倦怠感の確認【触診】●下肢・足底の圧痕の程度、冷感の有無	・浮腫なし ●絶飲食管理だったことにより栄養代謝機能の低下が考えられる。低栄養によって末梢に浮腫が出現する可能性がある。血液データ（TP、Alb、電解質）を確認する ●腸管での水分再吸収が行われないことや飲水制限による脱水や循環血液量の減少などから、四肢の冷感が起こる可能性がある（ケアの方向性）●ベッド上安静の時間が多くなると腸の蠕動運動は緩慢傾向になりやすい ●腹痛や嘔気などが出現しているときには腹壁への圧迫軽減が必要 ●移動時に点滴のルートが絡まる可能性があり、また筋力低下によるバランスが崩れやすく、転倒のリスクにつながる可能性がある

事例-6

- 疾患名：　肝硬変
- 対象者（患者）：　70 歳の女性、身長 155 cm、体重 62 kg
- 入院までの経過：　利尿薬を服用中であるが、3 日前から排尿量が少なく、全身に掻痒感、左右下肢に浮腫の出現、顔が黄色っぽいことを自覚し外来を受診した。肝硬変の症状が悪化したため入院となった。
- 入院時の状態：　酸素療法としてナザール 1 L/分を投与中で、1 日の飲水制限は 500 mL である。食事内容は 1300 kcal で高エネルギー食、塩分 7 g の制限がある。腹水が貯留しており腹部膨満感がある。心電図モニターと酸素飽和度モニターを装着中で、点滴で利尿薬と血清アルブミン製剤を投与している。
- 安静度：　ベッド上安静の指示があり、排尿と排便はポータブルトイレを使用中である。入院 3 日目の朝、午前 10 時のバイタルサインの測定のために訪室した場面。

● 医療面接から一般状態を観察しアセスメントする場面 ●

部位	コミュニケーション・関係づくり	医療面接・視診・触診・打診・聴診	アセスメント（赤字は検査値、観察結果など）
頭部から顔面にかけて	「おはようございます。気分はどうですか」	【医療面接】 ●全身の掻痒感、倦怠感の有無 【視診】 ●顔面に黄疸・皮膚の乾燥はないか	・顔面に黄染・眼球白目に黄染がみられる ●肝機能（ビリルビン：Bil）の値を確認する必要がある ・皮膚の乾燥がある ●肝機能低下に伴う低栄養［総蛋白（TP）、血清アルブミン（Alb）］状態、飲水制限や利尿剤の効果が考えられる。in-out バランスを確認する必要がある ・掻痒感がある ●黄疸の出現前か、皮膚の肥満細胞から分泌されるヒスタミンによるものか、脳の中枢性による可能性がある ●倦怠感がみられるときは、肝臓の代謝能低下（AST, ALT, γ−GT 値と Bil）による可能性が考えられるため、倦怠感の増強因子を確認する必要がある

（つづく）

部位	コミュニケーション・関係づくり	医療面接・視診・触診・打診・聴診	アセスメント（赤字は検査値・観察結果など）
頭部から顔面にかけて	「夜は眠れましたか」 「呼吸は苦しくないですか」	【視診】 ●会話中の呼吸状態、呼吸困難の有無、呼吸パターンを観察 ●呼気のにおいの観察 ●ベッドで上半身を起こしている角度（ギャッチアップの角度）、面接時の姿勢	・呼吸苦はないが、2〜3時間ごとに目覚める ●腹水による呼吸困難や疼痛が原因で不眠となることも考えられるため、酸素飽和度の測定、呼吸数、呼吸の深さ、体位を確認する必要がある ●仰臥位では腹水貯留による腹部膨満感と圧迫感があり、睡眠中は呼吸困難感や労作時の息切れの出現の可能性がある
	「眼を見せてください」	【視診】 ●眼瞼白目と結膜の観察 ●眼球白目黄染の有無の確認	・眼瞼白目と結膜が黄色い ●肝臓のビリルビン代謝機能低下が原因による黄染の可能性がある
口腔内	「朝ごはんは、どのくらい召し上がりましたか」	【医療面接】 ●摂取量、食欲の有無を確認 ●悪心嘔吐、全身倦怠感などの症状がないかを確認する	・食欲がなく食事がほとんど食べられていない ●腹水による腹部膨満感や胃部圧迫による食欲低下の可能性が考えられる
	「口の中を見せていただけますか」	【視診】 ●口唇乾燥、口腔内出血の有無、舌苔の有無などの確認 ●アンモニア臭の確認	・口唇乾燥がみられる ●肝機能低下に伴う低アルブミン状態、飲水制限や利尿剤の影響によると考えられる。食事摂取を行うために口腔内粘膜、歯肉の異常の有無、スムーズな嚥下に必要な唾液分泌量であるかを判断し、皮膚損傷を防いでいく必要がある ●口腔内の粘膜に出血がみられる場合、肝臓の代謝機能低下によりプロトロンビンや凝固因子が低下し出血傾向になる可能性がある ●アンモニア臭がある場合、肝臓の代謝機能が亢進している可能性があるため、血液検査（アンモニア、尿素窒素）を確認する必要がある
頸部	「首筋を見せてください」	【触診】 ●頸静脈の怒張の有無を確認する	・頸静脈怒張が認められる ●門脈圧亢進の兆候である

部位	コミュニケーション・関係づくり	医療面接・視診・触診・打診・聴診	アセスメント（赤字は検査値、観察結果など）
胸部	「血圧などを測って、お胸の音を聴かせてください」 （患者の体位は、臥位のまま）	【医療面接】 ●体温、肺音、呼吸苦の有無、胸部圧迫感の有無 【視　診】 ●呼吸数とパターン、深さ 【触　診】 ●脈拍（リズムは整脈か不整脈か） ●パルスオキシメーター装着中であれば酸素飽和度の数値を確認する 【聴　診】 ●血圧	・呼吸が浅い ●腹水貯留の状態では、横隔膜下の圧迫がみられ呼吸が浅く早くなることがある。呼吸が浅いと肺胞への酸素供給量が不足し呼吸苦や酸素飽和度の低下が生じる（酸素飽和度測定）、レントゲン所見による肺拡張（もしくは腹部からの圧迫）を確認する
腹部（腸管）	「お腹の状態をみます。ガスや便は出ていますか」 「水分や食事の量はいかがですか」	【医療面接】 ●水分や食事摂取量、排ガスの有無、便の性状や色・量・怒責（いきみ）の有無、腹部膨満感などを確認する 【視　診】 ●皮膚の乾燥、紅斑、黄疸、くも状血管腫の有無、腹壁の形状などの確認 ●腹壁の皮膚の性状と異常（毛細血管の拡張の有無）の確認 【聴　診】 ●腸蠕動音の確認 【打診・触診】 ●疼痛の確認する ●腹壁の緊張の有無 ●ガスの貯留部位の確認	・食欲が低下している ・排ガスはあるが、昨日から排便がない ・腸蠕動音は 7 回/分 聴取 ・打診で濁音を聴取 ●腹水が貯留し、胃や腸管などの消化管が圧迫されていることにより食欲が低下している可能性がある（食事摂取量、TP、Alb） ●腸管が腹水により圧迫され、排ガスが少なく、便秘傾向といった通過障害が起こる。利尿薬を内服していることにより、腸管内の水分が奪われ、便秘やガスの貯留が起きる可能性があるため（排便回数、便の性状、怒責の有無、排尿量）確認が必要である ●肝臓でのアンモニア処理能力が低下した場合、便秘により腸管内にアンモニアが増加することによって肝性脳症を起こしやすくなる。血液データ（アンモニア、尿素窒素）の確認が必要である ●下痢症状がある場合は、小腸・大腸の浮腫による循環障害が生じている可能性があり、栄養素・電解質などの吸収障害による下痢が考えられる ●門脈圧亢進では肝内・肝外の静脈圧迫により局所の毛細血管の膨隆や紅斑が確認できる場合がある（くも状血管腫、手掌紅斑、腹壁静脈拡張など、p. 126 参照）

（つづく）

部位	コミュニケーション・関係づくり	医療面接・視診・触診・打診・聴診	アセスメント（赤字は検査値、観察結果など）
腹部（腸管）			・腹部のあたりの腹壁に静脈の膨隆がみられる ●肝臓の機能低下によって肝臓へ血流が流れにくくなることにより、肝内・肝外の静脈圧迫（門脈圧亢進）が起こり、局所の毛細血管の膨隆や紅斑が確認できる場合がある（p.125 図3-6参照）
腹部（膀胱）	「尿回数はどのくらいですか」 「いつもより尿量が少ないですか」	【医療面接】 ●1日量や1回排尿量の確認 【視診】 ●尿の色・性状の確認	・昨日の尿量は1100 mL/日 ●尿量を確認し、利尿薬を服用しても尿量が少ない場合は、体重の増減、腹囲を確認する必要がある ●尿の色が黄色より茶色に傾いている場合は、肝臓の代謝機能低下によりビリルビン（Bil）が肝臓で再処理されない、もしくは便秘で多量に腸内吸収され、尿から排泄されることにより、尿の色調に変化（ビリルビン尿）がみられる可能性がある
腹部（膀胱）	「朝の体重はどうでしたか」 「腹囲に変化はありますか」	【医療面接】 ●体重増減、腹部の変化について確認 【視診】 ●腹壁の状態	・昨日より0.8 kg増加している ●体重が減少している場合は、利尿薬の効果が考えられる ●体重が増加している場合は、浮腫の悪化、腹水（p.125「症状・所見」参照）の出現（検査データ：TP、Alb）が考えられるため体重測定、腹囲測定の確認が必要である
四肢（上肢・下肢）手・手掌	「足にむくみはないですか」 「皮膚の状態を確認させてください。歩きにくさはないですか」	【医療面接】 ●浮腫の有無、動きにくさの有無などを確認 【視診】 ●皮膚の色、乾燥の有無、浮腫の部位などを確認 【触診】 ●足背動脈、下肢・足底の圧痕の程度、冷感の有無	・両下腿に浮腫あり ●浮腫の出現は、肝機能低下による栄養代謝機能（TP、Alb）の低下亢進が考えられる （ケアの方向性） ●浮腫は皮膚損傷のおそれがあるため、とくに下肢に浮腫がある場合は、弾性ストッキングか弾性包帯の使用を検討する ●黄疸による搔痒感に対しては、清潔ケアを実施し不快感を取り除く必要がある ●出血傾向にある場合は、皮膚の観察と保護が必要である ●足底のむくみがあると歩行バランスが崩れ転倒のリスクにつながるため、歩行への支援が必要である

解 説 ● 消化器（腹部）のフィジカルアセスメント

a. 腹部はどこからどこまで

腹部にはいろいろな臓器が含まれています。どの臓器がどのような状態なのかを正しくアセスメントするためには、腹部を細分化して観察する必要があります。腹部を仮想線で分割してみましょう。仮想線とは、フィジカルアセスメント実施者が、腹部をおおまかに分けて把握するためにイメージして引いた線のことをいいます。実際にはこのような線は見えません。

（1） 4分割法： 腹部を4つに分割してアセスメントする方法です。どの位置にどの臓器が含まれるのか、考えてみましょう。

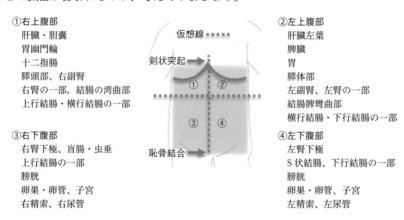

①右上腹部
　肝臓・胆嚢
　胃幽門輪
　十二指腸
　膵頭部、右副腎
　右腎の一部，結腸の湾曲部
　上行結腸・横行結腸の一部

②左上腹部
　肝臓左葉
　脾臓
　胃
　膵体部
　左副腎、左腎の一部
　結腸脾彎曲部
　横行結腸・下行結腸の一部

③右下腹部
　右腎下極、盲腸・虫垂
　上行結腸の一部
　膀胱
　卵巣・卵管、子宮
　右精索、右尿管

④左下腹部
　左腎下極
　S状結腸、下行結腸の一部
　膀胱
　卵巣・卵管、子宮
　左精索、左尿管

（2） 9分割法： 腹部を9つに分割してアセスメントする方法です。4分割法よりもさらに細かく分割しているので、どの臓器にどのような症状があるのかを特定できます。

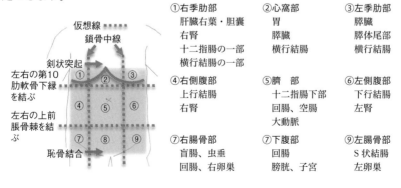

①右季肋部
　肝臓右葉・胆嚢
　右腎
　十二指腸の一部
　横行結腸の一部

②心窩部
　胃
　膵臓
　横行結腸

③左季肋部
　膵臓
　膵体尾部
　横行結腸

④右側腹部
　上行結腸
　右腎

⑤臍部
　十二指腸下部
　回腸、空腸
　大動脈

⑥左側腹部
　下行結腸
　左腎

⑦右腸骨部
　盲腸、虫垂
　回腸、右卵巣

⑦下腹部
　回腸
　膀胱、子宮

⑨左腸骨部
　S状結腸
　左卵巣

b.　腹部のアセスメントはどんなときに必要か

　何のためにアセスメントをするのかを考えましょう。腹部は、さまざまな臓器が含まれているため、観察して得た情報からその原因を特定するまでには、腹部すべての臓器がそれぞれ関係する疾患について知識をもっている必要があります。

　(1)　訴えをよく聴く：　「頭が痛い」と訴える人に「お腹を見てみましょう」と声をかけるでしょうか？　「お腹が痛い」「お腹が張る」「お腹がシクシクする」など腹部について訴えがある場合は、腹部のアセスメントが必要です。また、言語的・非言語的に症状を訴えることができない人の場合は、全身を注意深く観察する必要があります。まずは患者さんの訴えをよく聴き、観察する部位を特定しましょう。

　(2)　腹部症状にはさまざまな種類があることを理解する：　どのような症状がみられたときに腹部のアセスメントが必要となるのか考えてみましょう。

❶　疼　痛：疼痛には、内臓痛・体性痛・関連痛があります。

　1)　内臓痛：臓器が圧迫・収縮・過伸展することによって生じる。

　2)　体性痛：腹膜や腸間膜、横隔膜に炎症や刺激が起こると生じる。

> **腹膜刺激症状**
> 腹膜炎になると起こる症状。筋性防御と反跳痛（ブルンベルグ兆候）が生じる。
> 筋性防御：外部から圧迫すると反射的に筋肉が収縮して硬く触れる現象
> 反跳痛：外部から圧迫するときよりも手を離したときに痛みが生じる現象

　3)　関連痛：内臓痛の神経伝達経路で脳が皮膚の痛覚と間違えてしまうことによって生じる。　例）　肝臓・胆嚢の関連痛は右肩に出現する。

　疼痛の種類は、「差し込むような痛み（仙痛）」、「重苦しい痛み（鈍痛）」「焼けるような痛み」「ピリピリとした痛み」などさまざまな表現があります。痛みの種類と持続時間（間歇的なのか、持続的なのか）を合わせて判断する必要があります。また、疼痛に伴って、冷汗や悪心・嘔吐が出現することがあります。

❷　悪心・嘔吐：「気持ちが悪い」や「むかむかする」といった表現で訴えることが多いです。消化器疾患だけではなく、脳疾患やストレスによっても悪心・嘔吐が出現することから、腹部だけではなく全身をしっかりと観察する必要があります。

❸ 腹部膨満感：ガスの貯留や、腫瘤による臓器の圧迫、腹水、妊娠、ストレスなどから生じます。「お腹が苦しい」や「お腹が張る」という訴えがみられます。

❹ 食欲不振：消化器疾患だけでなく、ストレスなどさまざまな疾患で生じます。「食べたくない」や「胃がもたれる」という訴えのほか、実際に観察して食事量が少ないという情報を収集することも大切です。

❺ 便　秘：消化器疾患のほかにストレスや薬剤にも関連があります。消化器には問題がなくても水分摂取量や栄養不良などから起こります。便が排出されないほかに、腹部膨満感や疼痛を伴うことがあります。また、排便はあっても「スッキリでない」や「便が硬い」などの訴えも便秘の指標です。

❻ 下　痢：消化器疾患のほかに感染症、ストレスや薬剤にも関連があります。「お腹がゴロゴロする」や「トイレの回数が多い」といった訴えがみられます。痛みや悪心を伴うことがあります。便の性状を正しく聞き取ることや実際に観察して色や臭いについて情報を収集することも大切です。

1. 医療面接

　訴えを傾聴することが重要です。また、腹部症状のようすから何から医療面接をするべきかを考えましょう（表 2-3）。

　激痛で会話ができない状態の人に、年齢や性別、昨晩食べたものを順番に話を聴くことは適切ではありません。まずは痛みの強さや持続時間、随伴症状などを面接と観察から情報収集することが重要です。緊急性の有無について判断できるようにしましょう。

表 2-3　**医療面接で収集する情報**

年齢、性別※	意識状態
既往歴・治療歴・現病歴	体重の増減
内服薬	排便・排尿状況
腹部症状	生理周期（女性）
表　情	バイタルサイン

※ 成長発達の過程で年齢に特有の症状や疾患があります。
　女性なら妊娠の可能性を考える必要があります。

2. 視 診

　腹部全体を観察して情報を収集します。保温や羞恥心に配慮して、仰臥位をとり腹部を出します。その際、事前に排泄をすませるよう説明をしましょう。上から全体を見たのち、目線を腹壁と同じ高さにして横からも観察します。皮膚の色や腹部の輪郭を視診します（表 2-4）。

表 2-4　腹部の皮膚および輪郭の異常

皮膚の異常	→	考えられる疾患	輪郭の異常	→	考えられる疾患
黄　疸	→	肝炎	左右非対象	→	腫瘍
発赤・水泡	→	帯状疱疹	膨　隆	→	肥満、腹水、妊娠
変色・紫色	→	打撲・内出血	陥　没	→	るい痩
瘢　痕	→	手術創、火傷	局所的な隆起	→	ヘルニア、皮下腫瘍、臓器腫瘍
光沢・緊張	→	腹水、妊娠			
線条痕	→	肥満、妊娠、腹水			
皺	→	るい痩			
静脈怒張	→	肝硬変、下大静脈閉塞			

3. 聴 診

　聴診は必ず打診や触診の前に行います。打診や聴診は腹部の蠕動運動を亢進させることがあるからです。

　聴診器は手で温めてから膜型を腹部に当てるようにしましょう。秒針付きの時計を準備します。腹部の 1 カ所に聴診器を置き、腸蠕動音（表 2-5）を聴取します。

表 2-5　腸蠕動音

正　常	1 分間に 5 回以上、「ぐるぐる」という音が聴取できる		
異　常	1 分間聴取できなかった（減弱）、5 分間聴取できなかった（消失）	→	便秘、イレウス
	1 分間に 5 回以上大きな音が持続して聴取された（亢進）	→	食直後、下痢
	金属のような高い音が聴取された（金属音）	→	閉塞性イレウスの可能性

4. 打　診

　臓器の境界線やガスの貯留を確認するために行います。両膝を曲げ
て腹部の力を抜くよう声をかけます。臓器や腫瘤、腹水や便の貯留部
位は濁音（低い音）、ガスが貯留している部位は鼓音（高い音）が聞こ
えます。

> **打診の正しい方法** (p. 6 も参照)
> ①　利き手と反対側の手の中指（被打診指）を腹壁に密着させる。
> ②　利き手の中指（打診指）を曲げて被打診指を叩く。このとき、利き手の手首の
> 　　スナップをきかせること、打診指は直角に曲げることがポイント。
> ③　腹部全体をまんべんなく打診する。

5. 触　診

　最初に浅い触診を行ってから、深い触診を行います。痛みがある場所を最初に触
診することは避けましょう。触診中は患者さんの表情や訴えにも注意する必要があ
ります。
　両膝を曲げて腹壁の緊張をとります。触診によって、圧痛の有無や腹壁の緊張、
腫瘤の有無などを確認できます。

 体位の
整え方　　 膝を
立てる

> **触診の正しい方法** (p. 5 も参照)
> ［浅い触診］
> ①　利き手を温める。
> ②　手のひら全体を腹壁に密着させ、腹壁が 1 〜 2 cm 沈む程度に
> 　　圧迫する。
> ③　臓器の位置を確認しながら腹部全体をまんべんなく触診する。
> ④　腹壁の緊張や圧痛、腫瘤の有無を確認する。

[深い触診]

① 温めた利き手の上に反対側の手を重ねる。

② 利き手の手のひら全体を腹壁に密着させ、上に置いた反対の
手に力をこめ、腹壁が 3 〜5 cm 沈む程度に圧迫する。
限局した圧痛点をマックバーネー（McBurney）点とよぶ。

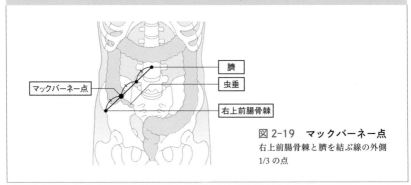

図 2-19　マックバーネー点
右上前腸骨棘と臍を結ぶ線の外側
1/3 の点

4　脳神経系編

事例-7

- 疾患名：　脳梗塞
- 対象者（患者）：　55 歳の男性、身長 175 cm、体重 89 kg
- 入院までの経過：　高血圧と糖尿病の既往歴がある。会社で会議中に右半身に脱力感と呂律障害が出現し、ペンをつかもうとしてもつかめず、右上下肢麻痺・右口角下垂をみとめ救急搬送され、左脳梗塞のため緊急入院となった。
- 入院時の状態：　入院後 4 日目であり、昨日 SCU（脳卒中ケアユニット）から一般病棟へ転棟となった。
- 安静度：　車椅子での移動が可能だが、夜間は尿器を使用している。食事は嚥下食から本日、三分粥とろみつき（1000 kcal）に変更となる。意識清明、瞳孔不同なし、体温 37.0 ℃、脈拍 58 回/分、血圧 130/80 mmHg、呼吸 18 回/分、心電図モニターを装着中、点滴 1000 mL/日、尿量 1500 mL/日。午前 10 時の検温に訪室した場面。

● 医療面接から一般状態を観察しアセスメントする場面 ●

部位	コミュニケーション・関係づくり	医療面接・視診・触診・打診・聴診	アセスメント（赤字は検査値、観察結果など）
頭部から顔面にかけて	「おはようございます。ご気分はお変わりないですか」	【医療面接】 [初見での印象] ●失語の有無、呂律障害の程度、意識レベル	・しゃべりにくい症状がある。ら行が言いづらそう。発語までに時間はかかるが、会話は成立。意識レベルは清明 ●会話は成立するため失語はないと考えられる。しかし、「ら行」が言いづらいようすが見られるため構音障害が生じていると考えられる ●会話から失語や呂律障害の有無を確認する。多くの人は言語中枢が左にあるので、左大脳梗塞の場合、失語が出る可能性がある ●会話から、意識レベルの低下や改善の有無を確認する。そのほか JCS、GCS などを使用することもある（p. 67 表 2-6、2-7 参照）。意識レベルが低下している場合は、再梗塞の可能性がある
	「頭痛はありますか」「吐き気はありますか」	【医療面接】 ●頭痛の程度（NRS）、頭痛の持続時間 ●嘔気の有無 【視 診】 ●苦痛様症状	・苦しそうな表情はない ・頭痛や吐き気の訴えはない ●頭痛や嘔気がないため、頭蓋内圧は亢進していないと考えられる ●頭痛や吐き気などの症状がある場合は、頭蓋内圧亢進症状が現れている可能性があり、再梗塞や脳出血の可能性がある（p. 132 COLUMN：5 参照）
	「眼を見せてください。めまいはありますか」	【医療面接】 ●めまいの有無 【視 診】 ●瞳孔の左右差と対光反射の有無、眼球運動、視野障害の有無 ●眼位の状態 ●眼球運動と眼振の程度 ●複視の有無 ●めまいの有無と程度、平衡感覚障害の有無と程度	・瞳孔 2.5 mm/2.5 mm、対光反射あり ・眼球運動は左右・上下可動し、眼位も正中である。視野の欠損もない ・軽度のめまい、ふらつきがある ●現在、瞳孔不同がないので、視神経・動眼神経の障害はないと考える。瞳孔の左右差が出現し対光反射が消失している場合は、頭蓋内圧亢進症状が起きている可能性があり、再梗塞、もしくは頭蓋内出血を疑う。また、側頭葉に障害があると、視野障害が出る場合がある ●眼球運動に問題がないため、動眼神経・滑車神経・外転神経に障害はないと考えられる。眼位は出血部位により特徴があるため、眼位の異常により出血部位を予測することもできる ●めまいは一過性の脳虚血状態や脳出血でも起こることがあり、心因性により出現することもあるため転倒する可能性がある

部位	コミュニケーション・関係づくり	医療面接・視診・触診・打診・聴診	アセスメント（赤字は検査値、観察結果など）
頭部から顔面にかけて	「顔や首の痛みやしびれはありますか」	【医療面接】 ●顔・首の疼痛、しびれの有無 【視 診】 ●顔面神経麻痺の程度、口角下垂の悪化の有無と、口角挙上の程度	●（ケアの方向性）転倒に注意し、環境整備を行う ・右口角下垂は認めるが悪化なし。顔面の右側に知覚鈍麻がある。痛みなし ●左大脳脳梗塞の麻痺により右口角下垂と顔面の知覚鈍麻が起きていると考えられる ●口角下垂や顔面の知覚鈍麻があるため誤嚥が生じる可能性がある ●顔面神経麻痺の程度や口角下垂の程度が悪化している場合は、再梗塞の可能性を疑う。また、発症当初に顔面神経麻痺や口角下垂などの症状がない場合は、新たな症状出現の有無を確認する ●顔面神経は、味覚をもつ舌前3分の2の領域を支配しているため、顔面神経麻痺が出た場合は、味覚障害にも注意が必要である ●（ケアの方向性）口角が下垂していると誤嚥の可能性があるため食事中のむせに注意する
頭部から顔面	「耳鳴りがすることはありますか」 「聞こえにくいことはありますか」	【医療面接】 ●耳鳴（種類、左右差）、耳閉感の確認 ●聴力検査（指こすり）	・耳鳴りなし ・聴力の変化なし ●耳鳴りや聴力の低下がある場合は、聴神経が障害されている可能性がある ●耳鳴りや耳閉感が強い場合は、不快感の出現やコミュニケーション障害を起こす可能性がある
口腔内	「昼食は、どのくらい召し上がりましたか」 「食事中などにむせたり咳込んだりしますか」	【医療面接】 ●食欲の有無、食事摂取量、味覚障害の有無、むせの有無	・食事中むせなし。ほぼ全量摂取 ●本日、嚥下食から三分粥に食事形態をアップしているため、食事摂取量に注意が必要である。本日は、むせなく、ほとんど摂取できていたことから嚥下に問題ないと考えられる ●食欲の低下を訴えた場合は、食事摂取が自力でできているのか、食事形態や嗜好、味覚障害の有無、食事環境が影響していないか注意する ●食事摂取量が少ない場合は、体重減少の有無や栄養状態の指標となる血液データ（総蛋白（TP）、血清アルブミン（Alb）など）の低下に注意する

（つづく）

部位	コミュニケーション・関係づくり	医療面接・視診・触診・打診・聴診	アセスメント（赤字は検査値、観察結果など）
口腔内	「口の中を見せてください」 「口の中は乾きやすいですか」	【医療面接】 ●口渇の有無 【視 診】 ●口腔内の清潔保持状態、舌苔の有無、舌の偏移、唾液の分泌量、カーテン徴候の有無	・口腔内に食物残渣が軽度あり、舌の偏移も軽度ある ・口腔内発赤なし ●口腔内に食物残渣があったこと、舌の偏移があったことから咽喉に食事を運ぶことに障害があると考えられる ●高齢による唾液の分泌低下や糖尿病があるため、清潔保持が不十分であると歯肉の炎症などから二次的な感染症を起こす可能性がある ●（ケアの方向性）口腔ケアを行っていく
胸腹部	「体温や脈拍、血圧を測定します」 または 「検温しますね」 （患者の体位は、臥位のまま）	【医療面接】 ●動悸の有無 【視診・触診】 ●体温、血圧、脈拍（リズムは整脈か不整脈か）、心電図モニターの確認	・血圧 140/56 mmHg、体温 36 ℃、脈拍 60 回/分 整脈 ●血圧は前回の値と比較して高値だが、脈拍は前回と比較して変化がないため問題ないと考える。バイタルサインの変化だけでなく頭痛の有無や意識レベルの変化があった場合は、再梗塞の可能性があるため注意が必要である ●高血圧の既往があるため、連日の血圧データとの比較も重要である ●現在、不整脈ではないが脳梗塞の急性期には心電図変化（ST 変化、不整脈の出現）が起こりやすいため、心電図の波形や脈拍触知は重要である ●（ケアの方向性）右麻痺のため、左上肢で血圧測定を行う必要がある
	「お胸の音を聴かせてください」	【医療面接】 ●排痰の有無 ●乾燥の程度 【視 診】 ●胸郭の左右差の確認 【聴 診】 ●呼吸数とパターン、肺音、肺雑音の有無 【触 診】 ●皮膚の湿潤、冷感、冷汗	・呼吸数 18 回/分、白色痰 少量 ●痰の喀出が少量みられるが、肺音は清明であり肺や気管支に異常ないと考えられる ●本日から三分粥となるため、肺雑音や喘鳴があった場合は、誤嚥をしている可能性がある。雑音が聞かれている場合は、発熱とともに感染データの確認を行い、肺炎兆候に注意する。食事の状況を聴取しながら、会話中に喘鳴などが聞かれた場合は、嚥下障害による唾液の垂れ込みや食物の誤嚥をしている可能性を疑う

部位	コミュニケーション・関係づくり	医療面接・視診・触診・打診・聴診	アセスメント（赤字は検査値、観察結果など）
腹部（膀胱）	「残尿感はありますか」 「いつもより尿量が少ないですか」	【医療面接】 ● 腹部膨満感の有無 ● 残尿感の有無 【視 診】 ● 1日量や1回あたりの尿量	・残尿感なし。尿量 1500 mL/日 ● 残尿感や尿量減少を認めず、排尿機能や腎機能に異常はないと考えられる ● 尿量が少ない場合や排尿困難感がある場合は、神経因性膀胱の可能性がある
腹部（腸管）	「排便の状態を教えてください」	【医療面接・視診】 ● 排便状況（回数・量・性状）の確認	・1日1回、普通便あり ● 麻痺により、排便時に腹圧がかけられない可能性がある。また、麻痺により水分摂取がしにくいことから摂取を控えてしまい、便が硬くなることもある ● 腹圧がかけられる場合でも、便が硬くなると、排便時に努責（いきみ）をかけ、血圧が上昇するリスクがある ● （ケアの方向性）腹部マッサージや水分摂取の促進、緩下剤の調整
四肢（上肢・下肢）から全身	「四肢のしびれなどの状況は変わりないですか」	【医療面接】 ● 四肢のしびれの有無 ● 感覚鈍麻の有無と程度 【視 診】 ● 四肢の感覚、麻痺の状況と程度 ● 痙攣の有無と程度（全身的か、部分的か。間欠的か持続的か。痙攣の持続時間）	・右上下肢の運動麻痺と知覚鈍麻はあるが前回に評価したときと変化なし。痙攣なし ● 左大脳脳梗塞の後遺症により、右上下肢の知覚鈍麻が起こっていると考えられる ● 四肢麻痺の程度を確認し、前日や当日朝の状態と比較し、悪化がないか、改善がみられているかなどを評価する。麻痺が悪化している場合は、再梗塞の可能性が考えられる ● 感覚麻痺がある場合は、皮膚損傷のリスクが高くなるため褥瘡発生の可能性がある ● 脳梗塞後は、脳の器質的障害により痙攣が起きることがある。全身性あるいは一部の骨格筋（随意筋）の痙攣がみられた場合は、すみやかに報告する ● （ケアの方向性）褥瘡の予防

（つづく）

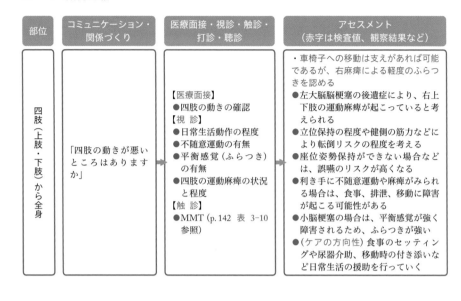

部位	コミュニケーション・関係づくり	医療面接・視診・触診・打診・聴診	アセスメント（赤字は検査値、観察結果など）
四肢（上肢・下肢）から全身	「四肢の動きが悪いところはありますか」	【医療面接】 ●四肢の動きの確認 【視診】 ●日常生活動作の程度 ●不随意運動の有無 ●平衡感覚（ふらつき）の有無 ●四肢の運動麻痺の状況と程度 【触診】 ●MMT (p.142 表 3-10 参照)	・車椅子への移動は支えがあれば可能であるが、右麻痺による軽度のふらつきを認める ●左大脳脳梗塞の後遺症により、右上下肢の運動麻痺が起こっていると考えられる ●立位保持の程度や健側の筋力などにより転倒リスクの程度を考える ●座位姿勢保持ができない場合などは、誤嚥のリスクが高くなる ●利き手に不随意運動や麻痺がみられる場合は、食事、排泄、移動に障害が起こる可能性がある ●小脳梗塞の場合は、平衡感覚が強く障害されるため、ふらつきが強い ●（ケアの方向性）食事のセッティングや尿器介助、移動時の付き添いなど日常生活の援助を行っていく

解 説 ● 脳神経系のフィジカルアセスメント

　脳梗塞や脳出血など脳神経系の疾患がある患者を訪室した際に、挨拶をしながら意識レベルの変化や外見（麻痺の有無や程度）の変化を感じ取ることが重要です。「挨拶の返答がないな……」「物音がしているのに開眼しないな……」「手が動きづらそうだな」などの異常を早期に発見していきます。つぎに医療面接や視診・触診などを行い、さらに細かな状態を把握していきます。

1. 医療面接

　(1)　既往歴の確認：　脳神経の疾患の場合、医療面接により症状の悪化や疾患の発症を予測するためにとても重要です。入院時には、既往歴を確認し、脳血管疾患の発症リスクの要因を把握しておく必要があります。既往歴のなかでも高血圧や糖尿病は脳梗塞の危険因子とされており、看護師が把握しておく重要な情報です。また、過去に脳梗塞や脳出血の既往があるかを把握することは、再梗塞や再出血のリスクを考慮するうえで重要な情報となります。

　医療面接にて、自覚症状の確認と同時に意識レベルの確認や言語障害の有無など

医療面接で収集する情報

既往歴・現病歴の確認	脳血管疾患、脳腫瘍、頭部外傷の既往の有無、高血圧、糖尿病の有無
自覚症状	痛、めまい、ふらつき、嘔気・嘔吐、麻痺の有無と程度、しゃべりにくさ、歩きにくさ、痙攣発作の有無
生活状況	利き手、キーパーソン、自宅の状況（2階建て、手すりの有無、浴室の段差など）、経済状況、介護認定の有無

も確認することができます。構音障害や運動性失語があった場合には、Closed-ended question（閉じられた質問）にするなど回答しやすい工夫を行いましょう。

（2）意識レベルや日常生活動作の確認： 意識障害の確認は、大脳全体の機能や生命維持中枢の確認のために必須です。意識レベルを評価するツールとして、Japan Coma Scale（JCS、ジャパン・コーマ・スケール、表2-6）と Glasgow Coma Scale（GCS、グラスゴー・コーマ・スケール、表2-7）があります。JCS は簡便でわかりやすく、点数が高いほど意識障害は重度になります。一方 GCS は、開眼・言語・運動の3つの機能から評価し、点数が低いほど意識障害が重度となります。

日常生活動作の確認は、看護師が患者を援助するうえで重要な情報となります。また、退院後の生活を看護師が把握するためにも自宅の状況なども把握しておくことが大切です。

表 2-6　Japan Coma Scale（JCS）

Ⅰ	刺激しないでも覚醒している状態
1	意識清明であるが、今ひとつはっきりしない
2	見当識障害がある
3	自分の名前、生年月日が言えない
Ⅱ	**刺激すると覚醒する状態**
10	普通の呼びかけで開眼する
20	大きな声、体を揺さぶると開眼する
30	痛み刺激を加えつつ、呼びかけをつづけるとかろうじて開眼する
Ⅲ	**刺激しても開眼しない**
100	痛みに対して、払いのける動作をする
200	痛み刺激に対して、手足を動かしたり顔をしかめる
300	痛み刺激に対して、まったく反応しない

表 2-7 Glasgow Coma Scale (GCS)

E：開眼機能 (eye opening)	
4 点	自発的に開眼する
3 点	呼びかけにより開眼する
2 点	痛み刺激で開眼する
1 点	開眼しない
V：言語機能 (verbal response)	
5 点	正確な応答
4 点	混乱した会話
3 点	混乱した言葉
2 点	理解不明な声
1 点	発語なし (気管内挿管・切開)
M：運動機能 (motor response)	
6 点	命令に従って、四肢を動かす
5 点	痛み刺激に対して払いのける
4 点	痛み刺激に対して逃避屈曲
3 点	痛み刺激に対して四肢異常屈曲 (除皮質硬直)
2 点	痛み刺激に対して四肢伸展 (除脳硬直)
1 点	まったく動かない

2. 視診・触診

　脳神経の視診は、脳血管疾患に伴う運動性・感覚性麻痺の有無やその程度を把握するうえで重要です。これらの情報から看護師は日常生活の援助を計画します。さらに、脳血管疾患の回復の程度を把握し、緊急性の判断を行ううえでも重要です。

用意するもの：ペンライト、瞳孔計

（1）　瞳孔と対光反射の観察［視神経、動眼神経］

❶　瞳孔径の確認：患者さんに目的や方法について説明し、同意を得ましょう。

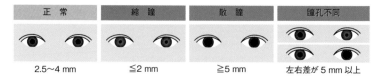

正 常	縮 瞳	散 瞳	瞳孔不同
2.5〜4 mm	≦2 mm	≧5 mm	左右差が 5 mm 以上

図 2-20　**瞳孔径の確認**
瞳孔の大きさが 1〜2 mm 以下は縮瞳であり、脳幹の障害が疑われ、瞳孔が 5 mm 以上は散瞳であり、重度の脳幹機能障害が疑われる。

そして、正面遠方を見てもらい、自然光のもとで、瞳孔計を目に近づけ、左右の瞳孔径や形を測定します（図 2-20）。

❷　直接対光反射：ペンライトを、片方の目の外側から移動させながら瞳孔に光を当て、当てた側の瞳孔が縮瞳するかを確認します（図 2-21）。

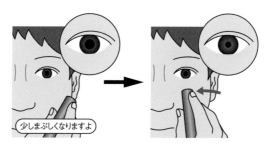

少しまぶしくなりますよ

図 2-21　直接対光反射の観察

❸　間接対光反射：同じようにペンライトを当て、当てた側ではない瞳孔の縮瞳を観察します（図 2-22）。

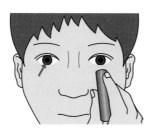

図 2-22　間接対光反射の観察

（2）　眼位、眼球運動の観察［動眼神経、滑車神経、外転神経］

❶　眼位の確認：患者さんにまっすぐ正面を見てもらい、両目の眼球の位置を確認します（図 2-23）。

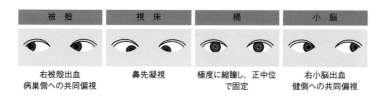

被　殻	視　床	橋	小　脳
右被殻出血 病巣側への共同偏視	鼻先凝視	極度に縮瞳し、正中位 で固定	右小脳出血 健側への共同偏視

図 2-23　眼位の確認

脳梗塞の場合は、病巣によって特徴的な眼位を示すことがある。

❷　眼球運動の観察：患者さんに目的や方法について説明し、同意を得た後、患者さんの正面に座ります。つぎに、患者さんの眼前 50 cm に示指をたて、注視してもらいます。その際、顔を動かさずに、眼だけで指先を追うように患者さんに説明しましょう。ゆっくりと左右水平方向、上下方向に動かし、眼球の左右の動きや眼振の有無を観察します（図 2-24）。

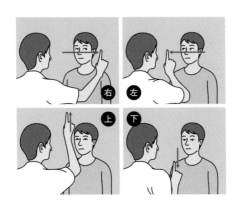

図 2-24　**眼球運動の観察**

（3）　視野の確認（対座視野）［視神経］　検査の目的を説明し同意を得た後、患者さんの正面に、眼の高さを合わせて、肩に手が届く距離に向かって座り、互いに相手の目を注視します。つぎに、患者さんに看護師と同側の目を覆ってもらい、看護師は自分の視野いっぱいに両手を広げ、示指先端を細かく動かしながら視野の外から内へと近づけていきます。患者さんに指先が見えたところで合図してもらいます。これを右上下・左上下ともに行います（図 2-25）。

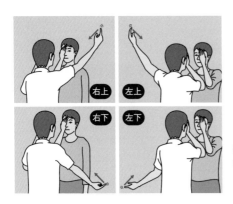

図 2-25　**視野の確認（対座視野）**
看護師の指を置く位置は患者と看護師の中間にくるようにする。手を看護師に近い位置に置くと患者から見やすい位置となってしまう。

（4）　表情筋の観察［顔面神経、図 2-26］

❶　額のしわ寄せ試験：検査の目的を説明し同意を得た後、患者さんに眉毛をあげて額にしわを寄せるように伝えます。つぎに、強く閉眼してもらい、左右の対称性を観察します。まつ毛が隠れるのが正常であり、十分に隠れない場合や左右差がある場合は顔面神経麻痺が疑われます。

❷　口角挙上試験：患者さんに「イー」と言ってもらい、口角が左右差なく上がっているか、鼻唇溝が消失していないかを確認します。

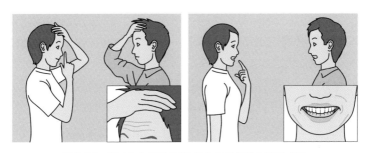

図 2-26　**額のしわ寄せ試験（左）と口角挙上試験（右）**

用意するもの：舌圧子、ペンライト、手袋

（5）　口腔内・軟口蓋・咽頭の観察［舌咽神経・迷走神経］：　患者さんに検査の目的を説明し同意を得た後、口腔内の観察を行います。舌圧子とペンライトを使用し、口腔内の状態（発赤・びらん・出血・潰瘍の有無・舌の観察や舌苔の有無）を観察します。つぎに口腔内を大きく開けてもらい、「アー」と少し長めの声を発声してもらい軟口蓋の挙上の左右差の確認と口蓋垂の位置の確認、咽頭後壁の動きの左右差を確認します（麻痺側の軟口蓋は挙上しないため、咽頭後壁が健側に引っ張られ、咽頭後壁の襞が偏位します。このことをカーテン徴候という、図 2-27）。

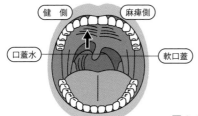

図 2-27　**口蓋垂の偏位、カーテン徴候**

（6）　舌の動きの観察［舌下神経］：　患者さんに検査の目的を説明し同意を得た後、舌をまっすぐに前に出してもらい（挺舌という。舌を下唇よりも前に出した状態のこと）、舌の萎縮や偏位を観察します。舌で左右の口角に触るようにしてもらい、舌の動きの左右差を確認します。

（7）　上肢の麻痺や筋力低下の観察

● 　バレー兆候：検査の目的を説明し同意を得た後、患者さんに立位か座位になってもらい、両肘を伸ばし、手掌を上に向け、前方水平に挙上してもらいます。閉眼してもらい20秒間挙上が維持できているかどうかを観察します（図2-28）。

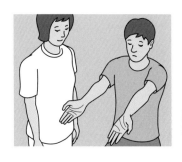

図2-28　バレー兆候の観察
腕が下がる、手掌が下を向く、肘が屈曲する場合は麻痺が疑われる。

用意するもの：音叉

（8）　聴力の確認［内耳神経］

❶ 　指こすり：検査の目的を説明し同意を得た後、患者さんの耳から30 cmのところで指をすり合わせ、聞こえるかどうかを確認します。聞こえなければ徐々に近づけ、左右差を確認します。

❷ 　音　叉：検査の目的を説明し同意を得た後、音叉を用いて行います。

● 　ウエーバー試験：音叉を手でたたき振動させ、患者さんの前額部および頭頂部にあてます（図2-29 (a)）。

● 　リンネ試験：音叉を振動させ、乳様突起にあて、音が聞こえなくなったら合図するように伝えます（骨導の確認、図 (b)）。「音が聞こえなくなった」と合図（発言）があったら、すぐに音叉を耳元に移動させ、音が聞こえるかを確認します（気導の確認、図 (c)）。

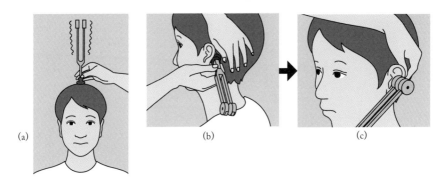

(a)　　　　　　　　　　　　　　　(b)　　　　　　　　　　　(c)

図 2-29　聴力の確認：ウエーバー試験 (a) とリンネ試験 (b、c)

ウエーバー試験では、正常の場合、左右同時に響く。もし、片側の耳に響いた場合、響いた側の (患側の) 伝音難聴か、反対側 (健側の) 感音難聴である。リンネ検査の結果、患側で気導より骨導より延長していれば、伝音難聴と確認できる。

(9)　顔面の感覚の確認 [三叉神経]

❶　触　覚：検査の目的を説明し同意を得た後、筆やティッシュなどで額・頬・下顎を左右交互に触れ、触覚の有無や左右差の有無を確認します (図 2-30)。

❷　痛　覚：つまようじなど先がとがったものを使い、額・頬・下顎を左右交互に触れ、痛覚の有無や左右差の有無 (触覚) を確認します。ただし、眼などに刺さらないように注意しましょう。

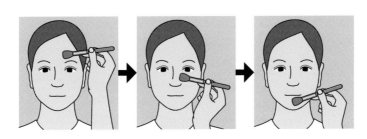

図 2-30　顔面の感覚の確認 (触覚)

(10)　平衡感覚の確認 [小脳]：　検査の目的を説明し同意を得た後、患者さんと看護師の指が触れる距離に対座します。自分の鼻に人差し指で触れてもらい、つぎに鼻につけていた指を看護師の示指に触れるよう言い伝えます (図 2-31)。この動作をできるだけ早く繰り返し行ってもらいます。その際に、一往復ごとに指の位置を変え、左右実施します。

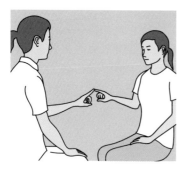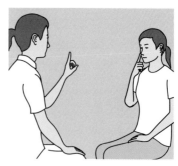

図 2-31 平衡感覚の確認

指や鼻に近づくにつれて、手が大きく震える（企図振戦）・指の軌道が大きく揺れる・テ
ンポよく指と鼻を触れることができない場合は、運動失調があると判断できる。運動失調
の原因の1つとして小脳が障害されていることがある。

5	**筋・骨格編**

事例-8

● 疾患名： 大腿骨頸部骨折

● 対象者（患者）： 80歳の女性、身長154cm、体重45kg

● 入院までの経過： 手術を拒否したため保存療法の方針で介達牽引3kg中。夜中には、娘の名前を大きな声で呼んでいたり、「食事の用意をしなくては」「何でこんなに左足が痛むのか」と発言が聞かれ、朝方から日中に眠るようすが見られた。

● 入院時の状態： 入院後3日目、朝食にほとんど手を付けず眠っている。

● 安静度： ベッド上安静の状態で膀胱留置カテーテルが挿入されている。午前10時の検温に訪室した場面。

● 医療面接から一般状態を観察しアセスメントする場面 ●

部位	コミュニケーション・関係づくり	医療面接・視診・触診・打診・聴診	アセスメント（赤字は検査値、観察結果など）
頭部から顔面にかけて	「おはようございます」	【医療面接】 ●表情の確認、顔色や発言、活舌、会話の成立状況。眠気の強さ（声をかけてすぐに目覚める程度か）	・表情が険しく視線が合わない、声をかけても目を開けない、また眠りこむ。めまいはない ●高齢者（老年期）であること、痛みや体動制限、環境の変化によって昼夜逆転になっていると考えられる。今後さらに表情が険しく、言葉数も少ない場合、せん妄につながるおそれがある ●（ケアの方向性）昼夜逆転による影響の程度（食べること、睡眠・活動など）にも注目していく

（つづく）

部位	コミュニケーション・関係づくり	医療面接・視診・触診・打診・聴診	アセスメント（赤字は検査値、観察結果など）
口腔内	「お口の中を見せてください」	【医療面接】 ●義歯があればその不具合の有無 ●疼痛の部位と程度の確認 ●食事摂取量 【視 診】 ●口腔内の乾燥、食物残渣の有無、欠歯状況、咀嚼、嚥下機能の確認	・口腔内に食物の残渣はないが、乾燥している。歯牙欠損はなし。眠気が強くないときに食事をセッティングすれば自力で誤嚥なく摂取できる ●眠気や体動制限でうまく口腔内の清潔が保たれていない可能性がある。また、高齢で臥床状態なので、誤嚥や肺炎のリスクも考えられる。感染徴候のアセスメントに必要な情報として、発熱の有無、白血球数、C反応性蛋白（CRP）など検査データもあげて、あわせて観察する ●夜間の痛みが強く、入眠を妨げている可能性がある。不安が増していることが混乱を生じさせているおそれもある ●今朝のように眠気が強いときには食事に向かえず必要摂取量が取れていないことも考えられるため、長期的には筋力低下へも影響すると考えられる ●（ケアの方向性）実際の食事摂取の状況を確認していく
胸部	「お胸の音を聴かせてください」 （患者の体位は、臥位のまま）	【医療面接】 ●動悸の有無、胸痛の有無 【視 診】 ●呼吸数とパターン、胸郭の左右差、体温 【触 診】 ●脈拍（リズムは整脈か不整脈か） 【聴 診】 ●血圧、肺音、副雑音の部位、心音	・動悸、胸痛はない。血圧 134/78 mmHg、体温 35.8 ℃、脈拍 88 回/分、18 回/分。呼吸困難感、肺の副雑音はない ●血圧は正常高値血圧の範囲である。ほかバイタルサインに異常はみられない。誤嚥による肺の副雑音出現のおそれがあるが、呼吸音減弱、発熱もなく、現在のところ生じていない。発熱に関しては、痛みに伴う変化や肺炎、尿路感染症などの感染徴候として注目していく必要がある。動悸、胸痛や呼吸困難が伴えば、肺血栓塞栓症のおそれがある ●心電図モニター装着中であれば波形のチェックも行う

部位	コミュニケーション・関係づくり	医療面接・視診・触診・打診・聴診	アセスメント（赤字は検査値、観察結果など）
腹部	「お腹の具合はどうですか」 「ガスはでていますか」	【医療面接】 ●排便の有無、便意、排便パターン、排ガスの有無、便の硬さや排便困難感の有無、床上排泄の経験の有無、現在の体勢で努責がかけられるか 【触診・打診】 ●腹部膨満、鼓音、濁音の出現状況と排泄状況を合わせて観察 【聴　診】 ●腸蠕動音	・入院後排便はないが、排ガスはある。腹部膨満はない。左下腹部にかけて濁音が聞かれる。腸蠕動音は約20秒ごとに腹部全体に聴取できる ●高齢者であるため、排便パターンにもよるが、3日間排便がなく、機能性の便秘が考えられる。昼夜逆転傾向、床上安静が必要な状況なため活動量の低下、食欲低下からくる食事摂取量の減少は便秘を助長している可能性がある ●（ケアの方向性）食べることや活動、休息という点と合わせて排便への援助が必要な状況にある ●便の性状は床上排泄の際に患者自身が観察することが困難なため、看護師がケア実施時に観察することも覚えておこう
腹部（膀胱）	「喉は乾きますか」	【医療面接】 ●膀胱留置カテーテルの違和感、不快感の訴え、入院前の排尿回数やパターン 【視　診】 ●尿量、尿性状、とくに濃縮尿の有無、in-outバランス	・昨日の飲水量は食事以外でペットボトル500 mLを2本、口渇感はない。尿量400 mLで濃縮尿はみられない。入院前は5回/日の排尿があった。膀胱留置カテーテルの違和感、不快感の訴えはない ●現在のところ脱水傾向にはなっていない。濃縮尿がみられる場合は、飲水量の減少による脱水が考えられ、安静が必要な状況が治療上つづくため、深部静脈血栓のリスクが高まる。アセスメント時に必要な情報には、Na、Cl などの電解質があり、あわせて観察する
臀・陰部部	「おしり（臀部）に痛みはありますか」	【医療面接】 ●臀部の疼痛（痛み）の有無 【視　診】 ●陰部・臀部の皮膚の状態（乾燥・湿潤・発赤・汚染）、体位の状況（同一体位の時間、ずれ、摩擦の予測）腰あげが自力で行えるか 【触　診】 ●痛みの範囲、程度の特定	・臀部の皮膚に発赤、疼痛はない ●膀胱留置カテーテル挿入により、排尿による皮膚浸軟や汚染は避けられている。臀部の皮膚に発赤、疼痛はみられていないが、同一体位が長く、体位の変換が容易に自身ではできない状況にあることから、褥瘡のリスクが生じていると考えられる。 ●（ケアの方向性）床上安静時の体圧測定も行い、あわせて観察していく

（つづく）

部位	コミュニケーション・関係づくり	医療面接・視診・触診・打診・聴診	アセスメント（赤字は検査値、観察結果など）
下肢	「どこかしびれや感覚の鈍いところはありますか」 「とくに、左足に症状は出ていませんか」 「左右の足首を動かしてください。足の指を動かしてください」 「力くらべをしてみましょう」	【医療面接】 ●腓骨神経圧迫によるしびれや感覚鈍麻の確認 ●知覚の左右差（下腿前面、後面、足背、足底、足趾）の確認 【視診】 ●皮膚の確認（発赤、熱感、腫脹、乾燥、水疱、骨突出、皮膚の色、冷感、発汗）を観察する 【触診】 ●両下肢ともに内外旋中間位の保持を確認する。健側の関節可動域、MMTを更衣や体位変換などに見ていく。下肢筋力の程度：MMT6段階で評価、関節可動域を測定 ●冷感の有無、浮腫の有無、足背動脈の触知を確認。足背動脈が触知しにくい場合は、ドップラー血流計を用いて血流の確認を行う	・内外旋中間位がとれている。患側さんにしびれは生じておらず、足関節の底背屈はできる。足背に圧痕が残る程度の浮腫が見られる。健側に比べ冷感が軽度ある。健側はときどき膝立てし屈曲するようすがあり、MMTはすべて5（p.142 表3-10 参照）。足背動脈の触知に左右差はない ●現在のところ健側の関節拘縮、筋力低下はみられない。牽引のためにつねに引っ張られている状態で皮膚損傷のリスクがある ●足趾の動きが弱い、しびれが生じている場合は、体位や良肢位の保持困難、介達牽引の包帯固定による障害が生じている可能性がある ●皮膚が乾燥していたり、栄養状態が悪いと、より皮膚障害が生じやすい状況と考えられる ●牽引はしばらく継続されるため、患側だけでなく健側の筋力低下、関節拘縮のリスクはつづくと考えられる
	「足にむくみはないですか」 「ふくらはぎの後ろを押しますが、痛みはありますか」 「仰向けと横向きをした際の、皮膚の状態を確認させてください」	【視診】 ●皮膚色・背部の、褥瘡好発部位（踵骨、外踝など）を観察 ●褥瘡の好発部位は全身の清潔を保つ際にも観察していく 【触診】 ●浮腫の部位、程度の確認 ●ホーマンズ徴候 ●足背動脈、左右差、圧痕の程度、冷感の有無	・褥瘡好発部位に発赤はない。ホーマンズ徴候なし。浮腫は患側の足背に限局している ●高齢であること、安静、体動を制限されている状態はつづくため、引きつづき、深部静脈血栓のリスクがあると考えられる ●深部静脈血栓のアセスメント時に必要な情報には、凝固系の血小板値（Pl）、D-ダイマー、APTT、PT-INRやヘマトクリット（Ht）などがあり、これらの検査データとあわせて観察する

ホーマンズ徴候：膝を屈曲位として足部を背屈することにより腓腹部に疼痛が出現する徴候。深部静脈血栓症などの判断に用いられる。
NRS：numerical rating scale の略。痛みを数値で評価する［0：痛みなし、1〜3：軽度、4〜6：中等度、7〜10：強度］（p.168 も参照）。
FRS：face rating scale の略。痛みの程度を6段階の表情（イラスト）で表したもの。

事例-9

- 疾患名：　腰椎椎間板ヘルニア（第 4 〜 5 腰椎、第 1 仙椎）
- 対象者（患者）：　50 歳の男性、身長 170 cm、体重 70 kg、BMI 24.2
- 手術までの経過：　左下肢のしびれと知覚鈍麻、疼痛が出現し、日常生活に支障が出てきたため手術療法の適応となった。術式は、腰椎椎間板ヘルニア切除術である。
- 術後の状態：　術後は鎮痛剤を定期的に服用している。本日、術後 2 日目である。左下肢の外側にしびれがあり、知覚鈍麻もある。MMT は左足関節の底背屈 5 、長足趾の背屈 4 、底屈 5 。鎮痛薬を内服しているが動作時に疼痛を訴えている。
- 安静度：　排泄は自立している。午前 10 時の検温に訪室した場面。

● 医療面接から一般状態を観察しアセスメントする場面 ●

部位	コミュニケーション・関係づくり	医療面接・視診・触診・打診・聴診	アセスメント（赤字は検査値、観察結果など）
頭部から顔面にかけて	「おはようございます。お加減はいかがですか」 「今の痛みはスケールで何段階になりますか」	【視 診】 ●顔色、表情の確認、疼痛に関する日内変動の評価と客観的評価を NRS 数値評価スケールに基づき評価する ●または、FRS 数値評価スケールを指標とする	・疲労感、苦痛表情が見られる。安静時の NRS は 10 段階のうち 5 段階 ●創痛がつづいているため夜間眠れていないことが考えられる
	「夜は眠れましたか」 「痛みやしびれで眠れないことはないですか」 「夜に追加で痛み止めを飲みましたか」	【医療面接・視診】 ●定期的に内服している鎮痛薬の効用について、確認する ●睡眠状況（途中覚醒の有無、熟眠感）	・2 〜 3 時間ごとに目覚めていたが、疼痛の訴えはなかった。夜間に追加の鎮痛薬は使用していない ●疼痛による睡眠不足が推測される。睡眠不足による眠気の持続、頭痛はないか確認する必要がある。頭痛がある場合は、髄液漏や髄膜炎が生じていることもある

（つづく）

部位	コミュニケーション・関係づくり	医療面接・視診・触診・打診・聴診	アセスメント（赤字は検査値、観察結果など）
口腔内	「食欲はありますか」 「食事は食べられていますか」	【医療面接】 ●食欲、嚥下機能、食事摂取量、空腹感、むせ、咳の有無 【視診、触診】 ●口唇の亀裂や開口障害の有無、口腔内の状況（舌、軟口蓋、歯牙欠損の有無、義歯があれば義歯の種類と適合状況）	・むせ、咳、痰はない。術後の食事摂取量は主食8割・副食5割にとどまっている。開口時は下顎関節の痛みはない。開口できる。義歯は使用していない ●年齢的にも嚥下、咀嚼機能に問題はない。食事摂取量が減少している。この状態が数日つづく場合は、栄養状態の偏りが生じ創治癒の遅延を招く、あるいは筋力低下のおそれもある。総蛋白（TP）、血清アルブミン（Alb）などの栄養状態の指標を示す検査データと合わせて観察していく ●（ケアの方向性）空腹感を感じていない要因として排泄との関連もあるため、腹部のアセスメントにつなげていく
胸腹部	「息苦しさはないですか」 「お胸の音を聴かせてください」 「検温をしてお身体の状態を確認していきます」 （患者の体位は、臥位のまま）	【医療面接】 ●動悸、胸痛の有無 【視診】 ●呼吸数とパターン、SpO₂、胸郭の右差 ●体温 【触診】 ●脈拍（リズム不整の有無） 【聴診】 ●血圧、肺音、副雑音の部位、心音	・動悸、胸痛なし。血圧 122/70 mmHg、体温 36.9℃、脈拍 76/分、呼吸 16 回/分、SpO_2 97%、呼吸音減弱なし。副雑音なし ●バイタルサインに変動はない。感染徴候など術後合併症は現在のところ出現していないと考える ●胸痛はなく、呼吸音減弱などの症状はないため、肺血栓塞栓症は生じていないと考えられる ●神経症状が持続、悪化の場合や離床が遅れた場合は、深部静脈血栓からの肺血栓塞栓症のリスクは高まる ●アセスメント時に必要な情報には、胸部X線写真、in-out バランス、血液検査データ（赤血球数、白血球数、ヘモグロビン、CRP、D-ダイマーなど）があり、あわせて観察を行う。心電図モニター装着中であれば波形の確認も行う

ブランチテスト：爪床圧迫テストともいう。抹消の血液循環を評価する方法。手足の爪を指で5秒間圧迫し、圧迫をはずした後に爪の色がピンク色に戻るまでの時間を観察する。

　　　正　常：2秒未満で回復
　　　異　常：回復に2秒以上かかる

部位	コミュニケーション・関係づくり	医療面接・視診・触診・打診・聴診	アセスメント（赤字は検査値、観察結果など）
腹部（排泄機能）	「残尿感や残便感、排泄のしにくさはありますか」	【医療面接・視診】 ●排尿回数、残尿感、排便、残便感の有無、排泄の困難感の確認 ●腹部膨満の有無 【聴診】 ●腸蠕動音聴取 【打診・触診】 ●鼓音、濁音の出現状況と排泄状況を合わせて観察する	・残尿感や残便感はなし。今朝は排便があった。嘔気、腹部膨満はない。腸蠕動音は5〜20秒ごとに聴取できた ●腸蠕動音は良好、腹部膨満はなく、排ガス、排便がスムーズに行われているので、膀胱直腸障害は生じていないと考えられる ●腰部脊椎間ヘルニアの術後合併症として、膀胱直腸障害が出現する可能性がある
四肢（上肢・下肢）	「左足にしびれや感覚の鈍さがありましたが、今はどうですか」 「足が冷えていると感じますか」	【医療面接・視診・触診】 ●患者の下肢に触れ、知覚の左右差（下腿前面、後面、足背、足底、足趾）が生じていないかを確認する ●知覚鈍麻の程度（p.144表3-11参照）	・左下肢の下腿外側に触った感覚が弱いところがある ●術前からのしびれは範囲、程度ともに増強はないので、悪化はしていないと考えられる ●術後まもないので創部の炎症が軽微に残っていることも考えられ、またドレーン挿入中でもあるため、ドレーンの排液状況とあわせて観察を継続していく必要がある
	「下に落ちたものを拾うときの姿勢はどのようにしていますか」 「左右の足首を動かしてください。つぎに、足の指を動かしてください。動かしにくさはありますか」 「術後、つまづくことはありましたか」 「力くらべをしてみましょう」	【医療面接・触診】 ●下腿三頭筋（足趾足関節）と長母趾筋の底背屈の自動運動とMMTを確認する ●左右差を含め、術前、術後のこれまでの経過と比較する 【視診】 ●歩行状況の確認（ふらつき、足関節の背屈状況、つまずき、跛行の有無と種類）の確認 【触診】 ●下肢の冷感、浮腫、下肢の血色状況、爪床圧迫テスト（ブランチテスト）、足背動脈の触知を確認	・下肢の冷感、浮腫、下肢の血色不良はない。MMTについては表のとおりであった 右下肢：足関節底背屈5／長足趾背屈5／長足趾底屈5 左下肢：足関節底背屈5／長足趾背屈4／長足趾底屈5 ●健側の右下肢は関節可動域、患側の左下肢は手術前と比べると底背屈5、長足趾の背屈4、底屈5と筋力ともに改善しており、術後の悪化はみられていない。術前にみられていたつまずきもなくトイレ歩行ができているので、手術の効果があり改善傾向にある ●（ケアの方向性）術後、身体をねじったりすると神経症状を生じるおそれがあるので、それが守られているか観察していく。体位変換や日常生活上の注意点についても確認していく

（つづく）

部位	コミュニケーション・関係づくり	医療面接・視診・触診・打診・聴診	アセスメント（赤字は検査値、観察結果など）
四肢（上肢・下肢）	「足が腫れていたり、痛い感じはありますか」 「ふくらはぎの後ろを押しますが、痛みはありますか」	【医療面接】 ●下肢の疼痛の有無 【視診、触診】 ●ホーマンズ徴候、下腿の腫脹、発赤、熱感の観察	・下肢の腫脹、疼痛、発赤、顕著な腫脹はみられず、ホーマンズ徴候もみられない ●深部静脈血栓を疑う状況は今のところない。術後1日目よりすぐにトイレ歩行が可能となっており、深部静脈血栓のリスクは低減してきていると考える（深部静脈血栓については、p.78を参照） ●コルセットの使用状況やそれによる皮膚の観察も必要である

解 説 ● 筋・骨格系のフィジカルアセスメント

　本項では、筋・骨格系に関連するフィジカルアセスメントについて概説します。とくに関節の動きに関する情報収集方法、筋力に関する情報収集方法、反射に関する情報収集方法を取り上げ、その基本的な内容を解説します。

関節の可動性に関する情報収集

　人は動作を行う際、関節運動を伴います。関節運動の障害は生活の障害に直結することが多く、関節の可動性に関する情報を捉えることはその看護ケアを検討するうえで重要です。可動性の情報を入手する方法の1つとして関節の可動域測定があります。

　（1）　正常な関節運動：　正常な関節運動が行われるためには、関節そのものの構造に異常がないというだけでなく、たとえば主動筋の収縮力や拮抗筋の伸展性、さらに皮膚、血管、神経の柔軟性などが準備されなければなりません。

　（2）　関節に関する基本的知識：

　❶　関　節：骨の連結は動かせるかどうかで2種類に分けられます。ほとんど動かない骨の連結を不動結合といい、動かすことのできる骨の結合を可動性の結合または関節といいます[17]。動くべき関節が動かなかったり、その可動範囲が狭くなったり、あるいは動きすぎてしまうと日常生活活動を行う際に問題となる可能性が出てきます。

❷　運動軸と運動面：空間における関節の動きを示そうとする場合、運動軸と運動面に基づき表現します。運動軸は矢状水平軸（矢状軸）、前額水平軸（前額軸）そして垂直軸の3つがあります。矢状水平軸に誘導される回転運動により描かれる面は、身体を前後に二分する前額面（1）、前額水平軸に誘導される回転運動により描かれる面は、身体を左右に二分する矢状面（2）、そして垂直軸に誘導される回転運動により描かれる面は、身体を上下に二分する水平面（3）とよびます。

各関節において関節面の形状による分類から、たとえば球関節、鞍関節、車軸関節のように分類されます。この形状により分類された関節を運動軸の数から1軸性関節、2軸性関節そして多軸性関節と分類することがあります。

❸　関節運動の名称：前額水平軸に誘導される矢状面上の動きについて、体節同士が近づく運動、あるいは前方への運動を屈曲、体節同士が遠ざかる運動あるいは後方への運動を伸展といいます。

矢状水平軸に誘導される前額面上の動きについて、身体の中心から遠ざかる運動が外転、近づく運動が内転といいます。

垂直軸に誘導される水平面上の動きについて、身体に対して外側に捻じれる運動が外旋、内側へ捻じれる運動を内旋といいます。

そのほか、日本整形外科学会と日本リハビリテーション医学会によって決定された「関節可動域表示ならびに測定法[18]」に示される関節運動の表現を確認する必要があります。

❹　関節可動域測定の方法：関節が動く範囲を関節可動域（range of motion：ROM）といい、その可動範囲を測定するために角度計（ゴニオメーター）を使用します。測定方法は、対象者自身が自分の身体を動かし、その角度を測定する自動ROMの測定と、測定者が対象者の身体を他動的に動かして測定する他動ROMの測定の2種類があります。関節可動域を測定する場合、原則として他動ROMを測定します。しかし、痛みによって関節運動が制限されている場合や、対象者自身の関節運動能力を確認したい場合は、自動ROMを測定することがあります。測定基準は日本整形外科学会および日本リハビリテーション医学会が作成した関節可動域表示ならびに測定法に従います。測定部位は上肢、手指、下肢、体幹に分けられており、それぞれ運動方向、参考可動域角度、基本軸、移動軸、測定肢位及び注意点、参考図が示されています。

ゴニオメーターは、測定部位が測定しやすくなるように工夫されており、構造や

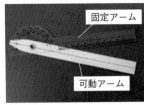 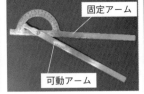 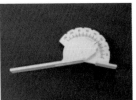

プラスティック製　　　　　　　　　金属製　　　　　　　　　　指　用

図 2-32　角度計（ゴニオメーター）の種類と構造

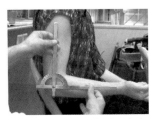 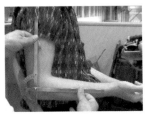

(a)可動アームで目盛り部の角度　　　(b)可動アームの先端が目盛り部
　　が隠れている。　　　　　　　　　　の角度表示を指している。

図 2-33　角度計（ゴニオメーター）の当て方

形状が異なるものが存在しますが、その基本構造は分度器のような目盛り部とそれに連続しており、原則基本軸に当てる固定アーム、目盛りを指し示す形状や印がついており、原則移動軸に当てる可動アームからできています（図 2-32）。ゴニオメーターを繰り返し使用することで、すばやく正確に操作することができるようになり、より精度の高い情報をすばやく得ることができます。

❺　関節可動域測定：肘関節屈曲の可動域測定を例に要領を説明します。

　角度計の当て方

　肘関節の運動方向は屈曲と伸展です。測定するときに固定アームは基本軸である上腕骨に、可動アームは移動軸である橈骨に沿うように当てます。その際、図 2-33(a) のようにゴニオメーターを当ててしまうと、目盛り部に刻まれている角度の表示に可動アームが重なってしまい、数値を正しく読むことができません。図 (b) のように可動アームの先端が目盛りを指すようにゴニオメーターを当てます（場合によっては固定アームと可動アームを逆にした方が良いこともあります）。

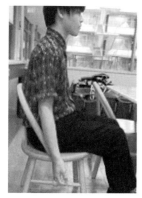
(a) 開始肢位

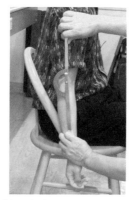
(b) 開始肢位に角度計を当てる

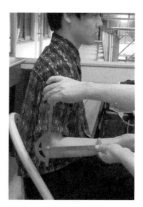
(c) 最終肢位(最終可動域)

図 2-34 **角度計の当て方**

関節可動域の測定

① 対象者を測定開始肢位にする(図 2-34 (a))。このときゴニオメーターを当て、開始肢位である 0° の位置をとることができるかを確認する(図 (b))。

② 肘関節からゴニオメーターをはずし、そばに置き、肘関節を他動的に屈曲運動最終域まで動かす。これ以上動かない、あるいは痛みによりこれ以上は動かせないという限界の肢位で屈曲させるのをやめ、その位置を保持する。

③ ゴニオメーターをすばやく当てる(図 3 (c))。

④ ゴニオメーターの目盛りをすばやく読み、ゴニオメーターを外し、肘をもとの開始肢位に戻す。

⑤ 対象者に、痛みなどが残存していないか、違和感がないかを確認する。

⑥ 数値を記録する。通常は誤差を考えて 5° 単位で記録する。

確認問題 肘関節の屈曲を測定したゴニオメーターが指している角度はどれか。

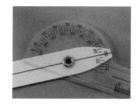

1. 150°
2. 100°
3. 80°
4. 50°
5. 30°

(つづく)

【解説】
　肘を伸ばしている状態が測定開始肢位でありゴニオメーターを開いた状態で上腕骨と橈骨に当てたときの 0° で測定を開始していると考えられるので、内側の 0°〜30° まで可動したと考えられる。通常 0〜145° の可動範囲をもっている肘関節であるため、0〜30° の可動範囲というのは重篤な関節可動障害であることが考えられる。

筋力に関する情報収集

　（1）　動作と筋力：　筋力とは、骨格筋の随意的な収縮によって生じる緊張力をいいます。臨床的に筋力というときは、筋を随意的に最大収縮させたときの瞬間的な力を指します[19]。人がある動作を行う場合、その動作を行うのに必要なだけ自身の身体を動かします。その動かす力源が筋力といえます。問題となるのは筋力が低下したとき、動作をするうえでさまざまな問題が生じます。

　（2）　筋力の情報収集：

　❶　観察による筋力に関する情報収集：たとえば、対象者がある動作をしている場面を観察することで、その動作を行うために使用している関節運動の筋力レベルをある程度推定することができます。たとえば、食事場面において「椅子に座りテーブルに向かっている方が、膝の上に置いていた手をテーブル上のコップに伸ばす」のを観察した場合、肩関節の屈曲運動が観察されたことになります。これは腕を重力に抗して膝からテーブル上に腕をあげることができたと解釈できます。つまり、「抵抗をかけずに、抗重力方向に関節運動を行えた」ということから、肩関節屈曲の筋力 3 はあることが推測できます。

　❷　検査法に基づく情報収集：筋力の状態についてさらに詳しく知るための方法として、徒手筋力検査法に基づく検査があります。本来は、検査に使用する徒手筋力検査法のマニュアルに従い筋力検査を行う必要がありますが、看護ケアを検討するために行うフィジカルアセスメントにおいてはマニュアルに基づく正確な検査の実施により情報を収集するというよりも、簡易的に筋力の状態を把握するために、徒手筋力検査法の基準を利用するのが有効です。理学療法士および作業療法士が一般的に用いる Daniels と Worthingham による方法[20]に記されている基準の要点を表2-8 に示します。

表 2-8　Daniels と Worthingham による徒手筋力検査法の基準

筋力 5	最大の抵抗を加えても、その抵抗に抗して完全に動かし、最終可動域の位置を維持できる
筋力 4	重力に抗して、可動域全体にわたり運動を完全に行うことができるが、最大抵抗に対してはテスト位置を保持することができない
筋力 3	徒手的抵抗を加えず、重力に抗して（自重に抗して）可動域を終わりまで動かせる
筋力 2	重力の影響を最小にした肢位でなら、可動域全体にわたり完全に動かすことができる
筋力 1	関節運動は起きないが、筋収縮を視覚的に確認できる、あるいは触知できる
筋力 0	筋収縮が視覚的にも触知にても確認できない

　(3)「肩関節の外転」の筋力の情報収集（徒手筋力検査法に基づくテスト）方法の概略：　Daniels と Worthingham の『新・徒手筋力検査法　原著第 9 版』の方法に基づき肩関節外転運動の筋力テストをする場合の実施要領の概略を以下に示します。

❶　筋力検査実施までに必要な知識：肩関節の外転運動に作用する主動筋は、三角筋中部線維と棘上筋です。筋力検査の場合、これらの筋をそれぞれ単独で調べるのではなく、肩関節外転筋群として調べることになります。

❷　肩関節外転の筋力検査：

①　被検者をベッドや椅子に腰かけさせ、両上肢を体側に自然に垂らした肢位をとってもらう（図 2-35 (a)）。

②　検査者は被検者の後方に立ち、抵抗を加える側の手を上腕遠位端（肘の上）に置く。

③　「あなたの腕を外側に肩の高さまで挙げてください。そして、その位置を保ち、私が押し下げようとしても負けないようにしてください」と指示し被検者に実施してもらう。

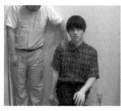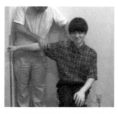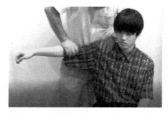

（a）体側に上肢を垂らす　（b）外転 90°まであげてもらう　（c）上腕遠位部位に上から押し下げるような抵抗を加える

図 2-35　徒手筋力検査

④ 被検者の腕が肩の高さまで開いたとき（90°外転位になったとき）、その位置で検査者が肘の上に置いた手で、下方（腕を押し下げる方向）に中等度、強度、そして最大の力というように徐々に加える抵抗量を増やし、その時腕の位置を保てるかをみる。

　対側に垂らした腕を 90° 外転位に動かすことができたならば、その時点で重力に抗した運動ができており、筋力 3 の条件を満たしたことになり、筋力 3 はあると判断できます。その後、90° 外転位の位置で保持された腕を押し下げる方向に中等度あるいは強度の抵抗を加えても、腕の位置を保つことができているのであれば筋力 4 の条件を満たしたことになり、筋力 4 はあると判断できます。

　また、最大の力で腕を下に押し下げる抵抗を加えても、その位置を保つことができたならば、筋力 5 の条件を満たしたことになり、筋力 5 であると判断できます。

　もし、体側に垂らした腕を肩の高さまで動かすことができない場合は、以下の 2 通りの方法により筋力を判断します。

　1) 座位テスト：被検者が座位において、肩関節 90° 外転位まであげようとしてもらう。

　2) 仰臥位テスト

① 被検者をベッドに背臥位になってもらい、両上肢は対側に置く。検査者は検査する側に立つ。これは外転運動時に腕にかかる重力の影響を最小にするための工夫である。

② 「あなたの腕を横に滑らせるように開こうとしてみてください」と指示し、実施してもらう。

　座位テストにより、一部の範囲を動かすことができる場合、あるいは仰臥位でのテストで、全可動域を完全に動かすことができれば筋力 2 の条件を満たしたことになり、筋力 2 と判断できます。

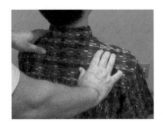

図 2-36　棘上筋の触診（右手）

　座位テストあるいは仰臥位テストにおいて外転運動が見られなかった場合は、主動筋の筋収縮の有無により筋力1なのか筋力0なのかを判断することになります。

①　検査者は被検者を座位または背臥位とし、肩関節外転運動の主動筋である三角筋中部線維を触知するために肩峰の外側に、あるいは棘上筋を触知するために肩甲骨棘上窩上に指を置く（図2-36）。

②　「（座位の場合）あなたの腕を外側に挙げてみようとしてください。（臥位の場合）ベッド上を滑らせるように腕を横に開くようにしてみてください)」と指示し、実施してもらう。

　外転運動をしようとしてもらったそのとき、三角筋中部線維あるいは棘上筋の筋収縮が触知された場合は、筋力1の条件を満たしたことになり、筋力1と判断し、筋収縮が触知されなかった場合は筋力0と判断します。

　以上、正式な筋力検査を実施するには、多くの手続きが決められており、熟練と経験を要します。その方法や基準を参考にして、大雑把な筋力レベルを把握するとよいでしょう。

　（4）　検査器具を用いた筋力に関する情報収集：握力計やピンチメーターがある場合は、その使用により握力とピンチ力を測定することができます。握る、つまむという動作は総合的な運動であり、筋力検査法による各関節運動に対する筋力の検査とは得られる情報は異なりますが、この握力の程度から、日常生活活動における障害を予想することが可能となるため、その情報収集は意味があります。

反射に関する情報収集

　（1）　腱反射：　反射とは刺激に応じて無意識に出現する人体の反応です。反射検査には腱反射、表在反射、病的反射、原始反射や姿勢反射などがありますが、以下、腱反射の情報収集法に関する基本的な知識を解説します。

　腱反射はある筋の腱を叩くことで刺激が加わった同筋が収縮し反応する現象です。医師が診断する際に実施するほか、理学療法士や作業療法士が治療方針やプログラムを検討する際の情報を得るために実施します。反射検査の結果は、上下肢、左右差を含めた検査結果や、感覚検査などのほかの検査の結果を合わせて総合的に判断する必要があります。

（2） 腱反射の情報収集方法： 検査には打腱器を使用します。被検者に楽な姿勢をとってもらいリラックスさせます。打腱器をつかみ、手首のスナップをきかせ、一定の速度で正確に腱を叩打します。よく実施される部位は以下のとおりです。

部　位	腱を叩打することで起きる現象
大胸筋	肩関節の内転、内旋が起こる
上腕二頭筋	肘関節の屈曲、前腕回外が起こる
上腕三頭筋	肘関節の伸展が起こる
腕橈骨筋	肘関節の屈曲が起こる
膝蓋腱	膝関節の伸展が起こる
アキレス腱	足関節の底屈が起こる

関節可動域と日常生活活動

　人は動作を行う場合、関節運動を起こします。関節運動には参考可動範囲が記されていますが、実際の動作を行うのに、その全可動範囲を必要とするかというと必ずしもそうではありません。

　以下は、スプーンを使用した食事動作、おむつ交換時に必要となるお尻上げ動作、立ち上がりや浴槽をまたぐといった日常生活活動の模擬場面における関節可動域測定のようすを示したものです。

　スプーンを使用した食事動作では、食器上にスプーンを構えたときの肘関節の角度、あるいは食器から食べ物をすくおうとしているときの肘関節の関節可動域、およびスプーンを口に運んだときの肘関節の関節可動域を、おむつ交換時に必要となるお尻上げ動作においては、お尻上げ動作に必要となる股関節、膝関節、足関節の関節可動域を、そして立ち上がり動作や浴槽をまたぐときに必要となる股関節や膝関節の関節可動域などを測定しました。

　こういった特定の動作とそのとき必要となる関節可動範囲を示すことは、看護ケア計画・実践をするうえで有用な情報となります。

（1） 食事動作： 座位でテーブルの上の皿からスプーンで食べ物をすくい、口へ運ぶという動作において、肘関節はどのくらいの可動性を必要とするのだろうか。動作開始時の構えと口へ運んだときの肘の可動域を測定してみよう。

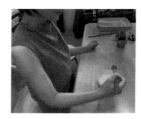

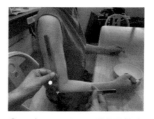

①食事動作開始前の側方（前鞘
　軸、矢状面上）から見た構え

②スプーンですくう動作開始肢
　位の測定
上腕骨を基本軸、橈骨を移動軸とし
てゴニオメーターのバーをそれぞれ
に当てる。目盛りを読むと90°屈曲
しているのが読みとれる。

（2）　立ち上がり動作：　必要となる股関節の関節可動域はどのくらいなのだろ
うか。あるいは入浴において、浴槽をまたぐために膝関節はどのくらい屈曲角度が
必要になるのだろうか。できるだけ実際に近い状況下で動作を行い、その関節可動
域を測定してみよう。

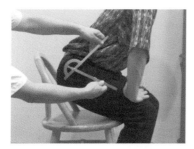
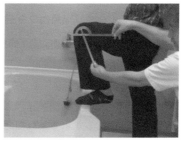

椅子からの立ち上がり動作で、椅子の座面
からお尻が浮きあがるときの股関節の可動
域測定（屈曲105°）。

浴槽をまたいで入るときの膝関節の可動域
測定（屈曲80°）。

（3）　おむつ交換時：　対象者にお尻をあげてもらうという強力動作を求めるこ
とがあります。この動作を行うために股関節、膝関節そして足関節に、どのくらい
の関節可動域が必要になるのか測定してみよう（次ページ図）。

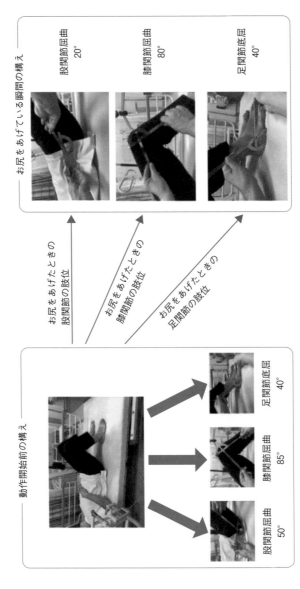

── 動作開始前の構え ──

股関節屈曲　50°

膝関節屈曲　85°

足関節底屈　40°

── お尻をあげている瞬間の構え ──

お尻をあげたときの股関節の肢位

お尻をあげたときの膝関節の肢位

お尻をあげたときの足関節の肢位

股関節屈曲　20°

膝関節屈曲　80°

足関節底屈　40°

おむつ交換時に関連してお尻をあげる動作に必要な股関節，膝関節，足関節の関節可動域を考えてみよう（互いに測定してみよう．複数名測定し平均値を算出してみよう）．

Chapter 3

疾患に基づいた
病態生理・治療の基礎知識

本章では、2章で示した事例に基づいて、病態に応じた治療について解説していきます。患者さんの疾患に対する予防と症状への治療を知ることは、看護をするうえでとくに重要です。

1　肺　炎

> **エピソード**　80歳の男性、164 cm、45 kg。3日前から食事時にむせこむように
> なり、38.0 ℃台の発熱を認めた。日増しに咳が増え、日常生活も困難となって
> きたため、家族とともに来院し、肺炎の診断で緊急入院となった。入院時のCRP
> 値は 8.0 mg/dL。本日は入院3日目である。安静度はトイレ、洗面以外はベッド
> 上安静。酸素療法としてナザール2L流量している。肺炎の治療で抗菌薬の点滴
> を1日2回投与している。食事は一般全粥（1600 Kcal、塩分6g以下）。（2章：
> 事例-1参照）。

発症のきっかけはむせこみでしょうか……。
肺炎の診断ですが、安静度も高めで、酸素も使用していて、
呼吸状態はまだ予断を許さない状況ですね。

肺炎（pneumonia）は身近な感染症の1つですが、さまざ
まな種類があります。まず、肺炎の分類をしっかり整理し
ておきましょう。

1．疾患概念・病態

- 細菌や病原微生物などにより、肺に生じた炎症を総称して肺炎という。
- 年齢・性別を問わず発症、新生児〜幼児、75歳以上の成人で多い。
- 全世界で年間 4.5 億人が発症、400 万人が死亡し、世界の死者の7％を占める。
- 我が国では 1900 年代半ばまでは死因の第2位、現在も第4位である。
- 死に至る病として迅速で的確な治療とケアを要する。

> 肺炎の種類
> （1）感染性肺炎
> - 原因微生物による分類
>   - 細菌性肺炎：細菌感染による

- ウイルス性肺炎：ウイルス感染による
- 非定型肺炎：細菌・ウイルスを除いた病原微生物感染による
- ● 発症した場所による分類
- 市中肺炎：病院外で普通に生活していた人に発症、早期対応で予後良好
- 院内肺炎：入院後 48 時間以降に新たに発症、予防や治療が難しい

(2) 非感染性肺炎
- 機械的肺炎：誤嚥性肺炎、吸入性肺炎、閉塞性肺炎など
- 薬剤性肺炎：インターフェロン（IFN）、抗がん剤など治療薬によって 発症
- 症候性肺炎：膠原病性肺炎　例）関節リウマチによるリウマチ肺など

(3) 感染部位による分類：その範囲は肺組織の他に気管支や細気管支も含む。
- 実質性肺炎：細菌感染による肺胞腔に炎症。高熱・痰を伴う湿性咳嗽 一般に肺炎とよぶときは実質性肺炎をさす。
- 間質性肺炎：肺胞壁やその周囲の間質に炎症。痰を伴わない乾性咳嗽

ひと言で肺炎といっても、いろいろ分類されていて奥が深い ですね……。

年齢によってかかりやすい菌があるので、押さえておきま しょう。

一般的に、感染症は感染を受ける宿主の免疫力の状態と病原体との力関係で感染の 成立の有無が決まります。そのため肺炎は年齢により起炎菌（感染症を起こす原菌 となる菌）が異なります。

表 3-1　**肺炎の起炎菌と年齢**

好発年齢	おもな起炎菌
新生児	大腸菌、ブドウ球菌、クレブシエラ
乳幼児	ブドウ球菌、肺炎球菌、A 群溶血性連鎖球菌
学童期～成人	マイコプラズマ
高齢者・免疫力低下時	レジオネラ、肺炎球菌

2. 症状・検査・診断

　（1）　細菌性肺炎：　湿った咳とともに、黄色や緑色を帯びた痰が出て、急な発熱、悪寒、全身倦怠感などが前駆症状として現れ、咳嗽・喀痰・胸痛・呼吸困難などの下気道症状をきたします。一方、症状は副腎皮質ステロイドや免疫抑制剤を使用していたり、また新生児や高齢者など、免疫機能が抑制・未熟な場合には、しばしば上記の経過をたどらないことがあります。

　身体所見では打診で濁音 (p.23)、聴診では肺胞呼吸音と粗いラ音 (p.24 図 2-3) を認めます。

　（2）　非定型肺炎：　乾いた咳が長くつづくことが多く、代表的なものに、マイコプラズマ肺炎、クラミジア肺炎、レジオネラ肺炎、オウム病があり、それぞれ症状や経過が異なります（表 3-2 参照）。

　（3）　ウイルス性肺炎：　一般的な風邪症状につづき、激しい咳、高熱、倦怠感などの症状が出ます。麻疹の肺炎は重症化します。

代表的な肺炎について整理しておきましょう。
起炎菌が異なると、症状や検査、治療も異なってきますので、しっかり確認しておいてください。

表 3-2　おもな肺炎の症状・検査・診断・治療

ブドウ球菌性肺炎

■ 症　状
　肺膿瘍を合併しやすい → 囊胞を形成

■ 検査・診断
　胸部単純 X 線検査
　　　→ 肺膿瘍でニボー（鏡像面、p.118 参照）を形成
　　　→ 膿胸

■ 治　療
　セフェム系抗菌薬

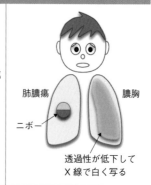

肺膿瘍　　　膿胸

ニボー

透過性が低下して
X 線で白く写る

A 群連鎖球菌性肺炎

■ 症　状
咳嗽・痰などの呼吸器症状
扁桃腺：腫脹・発赤・疼痛
苺舌

■ 検査・診断
迅速診断キット
咽頭培養
血中 ASO[a]価の増加

■ 治　療
ペニシリン系抗菌薬

a)　ASO：anti-streptolysin-O antibody の略（抗ストレプト
リシン-O：免疫血清学検査）

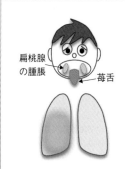

扁桃腺
の腫脹

苺舌

肺炎球菌性肺炎

■ 症　状
肺炎などの呼吸器症状に加え、中耳炎、副鼻腔炎、
髄膜炎、敗血症

■ 検査・診断
胸部 X 線検査で大葉性肺炎

■ 治　療
ペニシリン系抗菌薬
★ 日本の肺炎で最も多い
★ 高齢者にかかりやすい
★ 耐性菌もあり重症化しやすく要注意

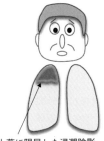

上葉に限局した浸潤陰影

マイコプラズマ肺炎

■ 症　状
・1 ～ 3 週間の潜伏期間に続いて頭痛・倦怠感、発
　熱を認め、激しい乾性咳嗽が続く。1 カ月に及ぶ
　こともある。
・発疹、中耳炎、肝機能低下、髄膜炎、溶血性貧血
　など、呼吸器以外の症状もみられる。
■ 検査・診断
・CRP 上昇、赤沈亢進、寒冷凝集素上昇
・白血球は必ずしも増加しない。
・胸部単純 X 線検査：下肺野に浸潤陰影
・迅速検査キットによる判定が可能
・マイコプラズマ抗体価
■ 治　療
・マクロライド系抗菌薬が第一選択薬
・テトラサイクリンやニューキノロン系も有効だ
　が、テトラサイクリンは小児では禁忌。
・ペニシリンは無効。

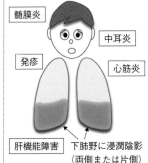

髄膜炎

中耳炎

発疹

心筋炎

肝機能障害

下肺野に浸潤陰影
（両側または片側）

（つづく）

表 3-2　おもな肺炎の症状・検査・診断・治療 (つづき)

レジオネラ肺炎

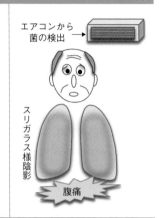

■ 症　状
・日和見感染[a)]のことが多い。
・高熱・腹痛や下痢などの消化器症状
・エアコン・加湿から菌が検出
・ヒト−ヒト感染はない
・重症化しやすく致死率は 15％を超える。

■ 検査・診断
・BCYE 培地による培養
・尿中抗原検査 (有効)
・血中レジオネラ抗体の検出
・胸部単純 X 線検査：スリガラス様陰影

■ 治　療
・マクロライド系抗菌薬、リファンピシン

（図中ラベル）エアコンから菌の検出／スリガラス様陰影／腹痛

a) 日和見感染とは、宿主と病原体との間で保たれていたバランスが宿主側の抵抗力低下により崩れ、宿主の発病につながるものである。「免疫力低下を招く疾患に罹患」「臓器移植で免疫抑制剤を使用中」「加齢に伴う免疫力の低下」の状態では、通常は増殖が抑えられている病原性の低い常在細菌が増殖し、その結果として病気をひき起こすことがある。日和見感染を起こす病原体には薬剤耐性を獲得しているものもあり、治療に難渋することもある。
　なお、免疫力の低下により易感染性になった人を、易感染宿主 (コンプロマイズド・ホスト、compromised host) とよぶ。

3. 治　療

（1）　エンピリック治療：　検査で原因微生物が判明するまで数日を要することがあるため、原因微生物が特定される前に行う初期治療のことをいいます。原因菌が不明な場合、検査所見や患者背景、感染巣から想定される病原菌を広くカバーした抗菌薬 (広域スペクトラム) が選択されます。

● 細菌性肺炎が疑われる場合

・ペニシリン系、セフェム系

・慢性呼吸器疾患がある場合 → カルバペネム系、ニューキノロン系

● 非定型肺炎が疑われる場合

・マクロライド系、テトラサイクリン系、ニューキノロン系
ただし、原則として可能なかぎり狭域スペクトラムの薬剤を使う ➡ エンピリック治療における抗菌薬は慎重に選ぶ [耐性菌増加の予防 重要]

（2）　抗菌薬と耐性菌：　　ペニシリンの発見（1928 年）以来、多くの抗菌薬が開発され、かつては死因の第 1 位であった肺炎や胃腸炎などの感染症から人類は守られるようになりました。一方、抗菌薬が世の中に広まる中で、薬剤耐性菌という新たな問題が生じました。

薬剤耐性（drug resistance）とは、生物が生物自身に対して何らかの作用をもった薬剤に対して抵抗性をもち、これらの薬剤が効かない、あるいは効きにくくなる現象をさします。MRSA（メチシリン耐性黄色ブドウ球菌）、CDI（クロストリジウム・ディフィシル感染症：clostridium difficile infection）など要注意です。また、一剤のみならず複数の抗菌薬に抵抗をもつ多剤耐性菌や強い薬剤耐性をもつ菌も出現して治療を難渋にさせています。現在、多くの医療機関で薬剤耐性菌を増やさないように対策が取られており、厚生労働省は、「適切な薬剤」を「必要な場合に限り」、「適切な量と期間」使用することを徹底するための国民運動を展開するなど、効果的な対策を推進しています。

病院実習で抗菌薬を用いている患者さんを受けもった場合は、抗菌薬の使用状況なども確認してみてください。

4. 知っておきたいキーワード

- 感染性肺炎
- 非感染性肺炎
- 実質性肺炎
- 間質性肺炎
- 市中肺炎
- 院内肺炎
- 起炎菌
- スリガラス様陰影
- 日和見感染
- 抗菌薬
- 耐性菌
- MRSA

肺炎の症状にアンテナを張って、すみやかに対応できるよう、頑張ろう！

それでは最後に問題で知識を整理しておきましょう！
頑張ってください！

確認問題　以下の肺炎について○・×で答えなさい。

1. マイコプラズマ肺炎は老人が罹患することが多い。
2. 肺炎球菌性肺炎は、新生児が罹患することが多い。
3. 細菌性肺炎では、黄色や緑色痰がでる。
4. ブドウ球菌性肺炎では、胸部単純X線検査で肺膿瘍によるニボーを形成する。
5. 市中肺炎は大都市で多くみられる。
6. 抗菌薬は長期間用いるほど効果的である。
7. 多剤耐性菌は複数の抗菌薬で治療する。

COLUMN：2　　新型コロナウイルス感染症

　2019年末に新型コロナウイルス感染症（COVID-19）の症例が報告され、2020年にはパンデミック（世界的大流行）となりました。本症によるウイルス性肺炎が重症化して死に至る例も多く、日本でも緊急事態宣言が出され、飛沫感染に対してマスク着用、十分な換気、接触感染に対して手洗いやドアノブなどの清掃が励行され、不要不急の外出自粛、三密（密集・密閉・密接）を避け、ソーシャルディスタンス（人との距離を2m以上あける）などが注意喚起されました。学校は休校、多くの会社が在宅勤務体制となり、休業せざるを得ない店舗や企業も多く、教育や経済のみならず精神面にも大きな影響を受けました。また、医療者への院内感染、消毒液やガウン・マスクなどの医療資材の不足はじめ医療崩壊も強く懸念されました。

　終息への鍵の1つに、ウイルスに対して多くの人が抗体を獲得することで可能となる集団免疫効果がありますが長い時間を要します。2020年5月現在、急性期に用いる治療薬や予防としてワクチンの開発が急速に進められています。

2 慢性閉塞性肺疾患（COPD）

エピソード 78歳の男性が5年前からCOPDと診断されて外来通院していたが、1カ月ほど前から疲れやすく食事量も低下していた。3日前に外出先で階段をおりていたところ息苦しくなり外来を受診し、COPDの悪化により入院となった。トイレ、洗面以外はベッド上安静で、夜間の排尿は尿器を使用。酸素療法として経鼻ナザール1L流量中である。食事は1600 kcal（塩分6 g以下）の治療食の指示がでており、摂取量は半分程度である。入院後排便はない。入院3日目（2章：事例-2参照）。

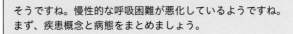

歩行や食事摂取にまで影響が出て、酸素なしでは辛そう……

そうですね。慢性的な呼吸困難が悪化しているようですね。まず、疾患概念と病態をまとめましょう。

1. 疾患概念

- COPD（chronic obstructive pulmonary disease）は従来、慢性気管支炎や肺気腫とよばれてきた疾患の総称。
- おもに煙草の煙に含まれる有害物質を長期にわたり吸入ばく露した結果、肺胞に炎症が生じ破壊されて発症する。非喫煙者でも加齢で生じる。
- 40歳以上の人口の8.6％に存在することが推定されている。

2. 病態

- おもな原因は喫煙、少数だが遺伝的に血中の主要なプロテアーゼインヒビターの α_1-アンチトリプシン（AAT）が関与する例もある。
- 【気道】炎症 ➡ 分泌物増加 ➡ 気道の狭窄

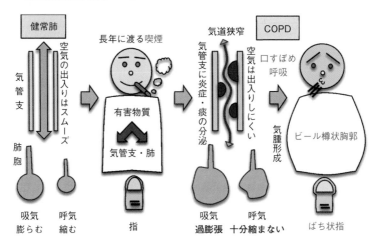

図 3-1 健常肺と COPD の模式図

- 【肺胞】炎症 ➡ 肺胞の破壊 ➡ 肺気腫の形成 ➡ 肺胞が十分に拡張・収縮できなくなる ➡ ガス交換の低下
- 不可逆性の閉塞性換気障害をきたす（PaO_2 低下、$PaCO_2$ 増加）。

喫煙は注意ですね。α_1-アンチトリプシンも覚えておかないと。肺が壊されて胸郭も変形してしまうのですね……。

気腫が形成され、慢性的にガス交換に支障が出ます。
つぎに、代表的な症状とそのメカニズムについてまとめてみましょう。

3. 症 状

ガス交換の機能が低下している。酸素分圧（PaO_2）は低下、二酸化炭素分圧（$PaCO_2$）は増加。吸いにくく吐きにくい。

- 労作性呼吸困難：身体を動かすと酸素が必要となるが十分に取り込めず苦しい ➡ ヒュー・ジョーンズの基準で評価（表 3-3）
- 呼吸音減弱：気道狭窄のため。

表 3-3　ヒュー・ジョーンズの基準

運動機能	呼吸困難からみた重症度評価基準
Ⅰ　度	同年齢の健常者とほとんど同様の労作ができ、歩行、階段昇降も健常者なみにできる
Ⅱ　度	同年齢の健常者とほとんど同様の労作ができるが、坂、階段の昇降は健常者なみにはできない
Ⅲ　度	平地でさえ健常者なみには歩けないが、自分のペースでなら 1 マイル (1.6 km) 以上歩ける
Ⅳ　度	休みながらでなければ 50 ヤード (約 46 m) も歩けない
Ⅴ　度	会話、衣服の着脱にも息切れを自覚する。息切れのため外出できない

● ビール樽状胸郭：肺気腫により肺全体が過膨張になり、胸郭に変形が生じる。

● 中枢性チアノーゼ：低換気のため肺のガス交換に支障をきたし、血中の還元ヘモグロビンが増加 (5 g/dL 以上) してチアノーゼとなる。

● ばち状指：顕在化しないチアノーゼがつづくため。

ヒュー・ジョーンズの基準は覚えておいたほうが良さそうですね。

患者さんの状態を客観的に評価して伝えるうえで大切です。つぎに、検査についてまとめてみましょう。呼吸機能と肺の形態を調べる検査が必要になります。

4. 検　査

(1)　呼吸機能検査 (スパイロメトリー)：　COPD の患者さんは息を吐きにくくなるため、呼気に時間がかかる　→　1 秒率の低下

最大努力で呼出したときにはける全体量 (努力性肺活量) とそのときに最初の 1 秒間ではける量 (1秒量) = FEV_1 を測定し、その比率である 1 秒率 (1秒量÷努力性肺活量) = $\%FEV_1$ が気道の狭窄状態 (閉塞性障害) の目安になります (正常：70 %以上)。

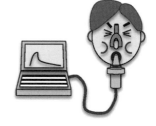

（2）胸部X線：

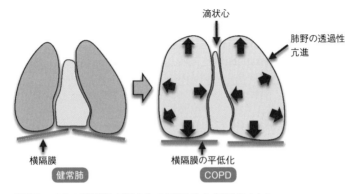

滴状心

肺野の透過性
亢進

横隔膜

横隔膜の平低化

健常肺

COPD

滴状心：左右の肺気腫に圧迫されて心臓のサイズが小さくなる。
肺野の透過性亢進：肺気腫のため肺に空気が多くたまり、肺の透過性が高く
　　　　　　　　　なって肺野全体が明るく写る。
横隔膜の平低化：肺の過膨張により横隔膜は下方に圧迫される。

5. 診　断

- ● 長期の喫煙歴などのばく露因子があること。
- ● 気管支拡張薬吸入後のスパイロメトリーで$FEV_1/FVC < 70\%$であること。
- ● 他の気流閉塞をきたしうる疾患を除外すること。

表3-4　**病期分類（気管支拡張薬吸入後の %FEV₁ 70%未満が必須条件）**

病　期		定　義
Ⅰ　期	軽度の気流閉塞	%FEV1 ≥ 80%
Ⅱ　期	中等度の気流閉塞	50% ≤ %FEV1 < 80%
Ⅲ　期	高度の気流閉塞	30% ≤ %FEV1 < 50%
Ⅳ　期	きわめて高度の気流閉塞	%FEV1 < 30%

診断がついたところで、どのような治療や看護指導が必要でしょうか？

患者さんの呼吸不全に対する予防と症状への治療が必要です。看護をするうえで、とくにおさえておきたいところですね。次にまとめますので、しっかり頭に入れてください。

6.　管理目標

　管理目標の達成は COPD の疾患の進行抑制や、生命予後の改善にもつながります。
　(1)　現状の改善：　① 症状および QOL の改善、② 運動耐容能と身体活動性の向上および維持
　(2)　将来のリスクの低減：　① 増悪の予防、② 全身併存症および肺合併症の予防・診断・治療

7.　管理計画

　(1)　重症度および病態の評価と経過観察：　重症度は COPD 病期、息切れの度合い、増悪歴の有無などから総合的に判断します。全身併存症や肺合併症の診断・管理を行います。
　(2)　危険因子の回避：　煙草の煙などの有害物質からの回避、感染予防を行います (手洗い、口腔ケア、ワクチンなど)。
　(3)　長期管理：　薬物療法と非薬物療法を行います。

> 看護をするうえでの注意点にどのようなことがありますか？

8.　治　療

　「ガス交換の機能が低下している」「酸素分圧は低下、二酸化炭素分圧は増加」「吸いにくく吐きにくい」という症状のある患者さんの治療として、
- 薬物療法：気管支拡張薬
- 排　痰：水分を十分に摂る (痰を軟らかくする)
- 呼吸指導：口すぼめ呼吸、腹式呼吸
- 起坐位をとらせる：とくに咳嗽発作時
- 感染予防：うがい、手洗い
- 在宅酸素療法
- CO_2 ナルコーシスに注意

> 呼吸が苦しそうなときの酸素の使い方は要注意ですね。

COLUMN：3 ● CO₂ ナルコーシス ●

　COPD は肺でのガス交換が十分に行えなくなり、酸素を取り込もうとして呼吸数は増える傾向にあります。一定の呼吸数があれば、酸素が低下しても、二酸化炭素は排出されています。しかし、低酸素状態のとき、酸素投与すると、酸素が入ることで呼吸は抑制がかかります。すると、それまで排出されていた二酸化炭素が排出されなくなり、二酸化炭素が蓄積するのです。これを CO₂ ナルコーシスといいます。

　高二酸化炭素血症になると、中枢神経抑制が生じ、意識障害をきたします。COPDの患者さんに酸素吸入する場合は、低濃度の酸素を用い、呼吸状態を観察して CO₂ ナルコーシスに注意する必要があります。また、鎮静剤は呼吸を抑制して高二酸化炭素血症を悪化させるため禁忌です。参考までに、過換気症候群では二酸化炭素分圧は逆に著しく低くなります。

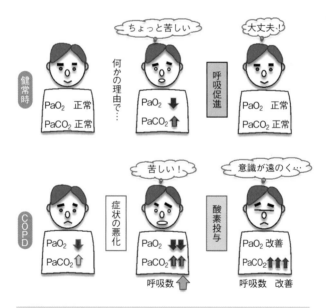

COPDでは酸素投与で酸素分圧（PaO₂）は改善するが、呼吸数が減ることによりむしろ二酸化炭素分圧（PaCO₂）は増加し、CO₂ナルコーシス状態となる

9. 知っておきたいキーワード

- ● ヒュー・ジョーンズの基準
- ● 気管支拡張薬
- ● 排痰法
- ● 禁煙指導
- ● 口すぼめ呼吸
- ● 起坐位：呼吸困難時の体位
- ● 在宅酸素療法
- ● CO_2 ナルコーシス

なるほど……、しっかり勉強してより良い患者さんの看護を目指します！

それでは最後に問題で知識を整理しておきましょう！

確認問題 以下の COPD について○・×で答えなさい。

1. 閉塞性換気障害をきたす。
2. 非喫煙者には発症しない。
3. ばち状指を認める。
4. α_1-アンチトリプシン欠損症が関与する。
5. 漏斗胸を認める。
6. %FEV_1 が 70％の場合は、病気分類でⅢ期である。
7. ヒュー・ジョーンズの基準は呼吸困難の重症度評価基準である。

3	心不全および心筋梗塞

エピソード　70 歳の男性が慢性心不全で外来通院中である。3 日前から呼吸困難を訴え外来を受診し、心不全の症状が悪化しているため入院となった。本日は入院 3 日目。ベッド上安静だが、排泄時のみトイレ歩行が可能である。日中はトイレで排尿、夜間は尿器を使用している。酸素療法としてナザール 3 L 流量中で、1 日の飲水制限は 800 mL である。食事は 1400 kcal（塩分 6 g）の制限食の指示がでている（2 章：事例-4 参照）。

呼吸困難は慢性心不全が悪化したことが原因のようですね。どうして心不全が悪化したんだろう……。

心不全患者さんをみたら、まずその原因が何なのかを必ず考えましょう。そのためには、現在の症状が左心不全なのか右心不全なのかを、医療面接、フィジカルおよび検査結果をアセスメントすることが重要です。

---

1. 疾患概念

- 心不全は、心筋梗塞などの虚血性心疾患・高血圧・弁膜症・心筋疾患・不整脈など、なんらかの心臓機能障害。
- 心臓に器質的および/あるいは機能的異常が生じて心ポンプ機能の代償機転が破綻した結果、呼吸困難や倦怠感、浮腫が出現し、それにともない運動耐容能が低下する臨床症候群と定義されている。
- 左心不全は肺うっ血による症状が主体。
- 右心不全は肺うっ血による症状が主体。

心不全の進展ステージ：

ステージＡ「器質的心疾患のないリスクステージ」：リスク因子をもつが器質的心疾患がなく、心不全症候のない状態

↓

ステージＢ「器質的心疾患のあるリスクステージ」：器質的心疾患を有するが、心不全症候のない状態

↓

ステージＣ「心不全ステージ」：器質的心疾患を有し、心不全症候を有する状態（既往を含む）

↓

ステージＤ「治療抵抗性心不全ステージ」：年間2回以上の心不全入院を繰返し、有効性が確立しているすべての薬物治療・非薬物治療について、治療ないしは治療が考慮されたにもかかわらず、NYHA 心機能分類（New York Heart Association functional classification）Ⅲ度より改善しない状態

心不全の原因はいろいろあるのですね。

そうですね。左心不全と右心不全の自覚症状・身体所見について整理してみましょう。

2. 病 態

心不全の自覚症状と身体所見：

● うっ血による自覚症状と身体所見

	自覚症状	身体所見		自覚症状	身体所見
左心不全	呼吸困難 息切れ 頻呼吸 起座呼吸	水泡音 喘鳴 ピンク色泡沫状痰 Ⅲ音の聴取 Ⅳ音の聴取	右心不全	右季肋部痛 食思不振 腹満感 心窩部不快感	肝腫大 肝胆道系酵素の上昇 頸静脈怒張 腹水 下腿浮腫

● 低心拍出量による自覚症状と身体所見

自覚症状	身体所見
意識障害	冷汗
不　穏	四肢冷感
記銘力低下	チアノーゼ
	低血圧
	乏尿
	身の置き場がない

それでは、心不全の診断手順を確認しましょう。
身体活動能力質問票にもとづいた医療面接を行い、それを運動耐容能指標と対比することが重要です。

3. 診　断

(1)　心不全の診断の進め方：

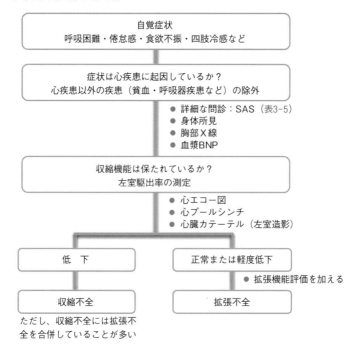

自覚症状
呼吸困難・倦怠感・食欲不振・四肢冷感など

症状は心疾患に起因しているか？
心疾患以外の疾患（貧血・呼吸器疾患など）の除外

● 詳細な問診：SAS（表3-5）
● 身体所見
● 胸部X線
● 血漿BNP

収縮機能は保たれているか？
左室駆出率の測定

● 心エコー図
● 心プールシンチ
● 心臓カテーテル（左室造影）

低　下

正常または軽度低下

● 拡張機能評価を加える

収縮不全

拡張不全

ただし、収縮不全には拡張不全を合併していることが多い

（2）　身体活動能力質問票：　基本的な日常活動と酸素摂取量を対応させた質問票のことで、心不全の患者さんの日常生活活動の判定に必要な身体活動能力（代謝当量、metabolic equivalents：METs）の測定に用います。表 3-5 に示す項目について、「はい」「つらい」「わからない」のいずれかで回答をしてもらい、「つらい」という答えが初めて現れた項目の METs 値が、症状が出現する最小運動量で、その患者さんの身体活動能力指標（specific activity scale：SAS）になります。

表 3-5　**身体活動能力（SAS）質問票**

質問項目	METs 値
1.　夜、楽に眠れますか	1 以下
2.　横になっていると楽ですか	1 以下
3.　1 人で食事や洗面ができますか	1.6
4.　トイレは 1 人で楽にできますか	2
5.　着替えが 1 人で楽にできますか	2
6.　炊事や掃除ができますか	2〜3
7.　自分で布団を敷けますか	2〜3
8.　ぞうきんがけはできますか	3〜4
9.　シャワーを浴びても平気ですか	3〜4
10.　ラジオ体操をしても平気ですか	3〜4
11.　健康な人と同じ速度で平地を 100〜200 m 歩いても平気ですか	3〜4
12.　庭いじり（軽い草むしりなど）をしても平気ですか	4
13.　1 人で風呂に入れますか	4〜5
14.　健康な人と同じ速度で 2 階まで昇っても平気ですか	5〜6
15.　軽い農作業（庭掘りなど）はできますか	5〜7
16.　平地を急いで 200 m 歩いても平気ですか	6〜7
17.　雪かきはできますか	6〜7
18.　テニス（または卓球）をしても平気ですか	6〜7
19.　ジョギング（時速 8 km 程度）を 300〜400 m しても平気ですか	7〜8
20.　水泳をしても平気ですか	7〜8
21.　なわとびをしても平気ですか	8 以上

症状が出現する最小運動量 ＿＿＿＿＿

1 MET ＝安静坐位の酸素摂取量（3.5 mL/kg（体重）/分）として活動時の摂取量が何倍かを示し、活動強度の指標として用いる。
［難病情報センターホームページ（2020 年 4 月現在）をもとに作成］

表 3-6　**心不全における運動耐容能指標の対比の目安**

NYHA 分類[a]	身体活動能力（SAS）	％最高酸素摂取量
I 度	6 METs 以上	基準値の 80％以上
II 度	3.5〜5.9 METs	基準値の 60〜80％
III 度	2〜3.4 METs	基準値の 40〜60％
IV 度	1〜1.9 METs 以下	施行不能あるいは基準値の 40％未満

a) 次ページ COLUMN：4 参照。
［難病情報センターホームページ（2020 年 4 月現在）］

COLUMN：4 ● NYHA 心機能分類 ●

　心不全の重症度の評価として、ニューヨーク心臓協会の自覚症状による NYHA 心機能分類があります。

クラス	NYHA 心機能分類	Goldman の身体活動指標
Ⅰ 度	心疾患はあるが運動制限は不必要。日常生活の労作で自覚症状なし	7 METs 以上の活動可能
Ⅱ 度	心疾患があり軽度の運動制限が必要。日常生活の労作で自覚症状	5 METs 以上 7 METs 未満
Ⅲ 度	心疾患があり運動制限が著しく必要。日常生活の普通以下の労作で自覚症状	2 METs 以上 5 METs 未満
Ⅳ 度	心疾患があり、日常生活のいかなる労作にも愁訴を伴う。安静時に自覚症状	2 METs 以上の活動不可

患者さんの日常生活動作から心機能を分類したNYHA心機能分類は重要なんですね。

患者さんの状態を客観的に評価し、それに応じて看護することが大切ですね。つぎに検査についてまとめます。心電図・胸部レントゲン・超音波・血液検査が重要です。

4. 検 査

（1）　胸部 X 線：　心胸郭比（CTR：cardiothoracic ratio）・肺野うっ血・胸水の有無を評価します。

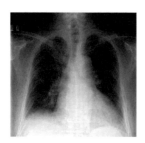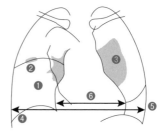

❶ 肺血管周囲の浮腫（perivascular cuffing）、❷ 一過性腫瘤状陰影（vanishing tumor）、❸ 蝶形像（butterfly shadow）。❹❺ 肋骨横隔膜角（costophrenic angle）の鈍化（胸水）、❻ 心拡大

（2）　心電図：　心不全に特有な心電図異常はありません。心不全の原因となった疾患による心電図異常〔心筋梗塞（ST 上昇）、狭心症（ST 下降）〕、各種不整脈、左脚ブロックなどがあります。また心不全が進行すると、心筋への酸素供給が低下し、心房細動、心室性期外収縮、心室頻拍、心室細動などが出現します。

（3）　超音波：　心エコー法の左室収縮能の指標としては、その簡便性により左室駆出率（LVEF）が用いられます。LVEF は必ずしも左室収縮能を正確に表す指標ではありませんが、LVEF により心不全の病態分類が行われ、心不全は大きく LVEF の保たれた心不全（HFpEF）と、LVEF が低下した心不全（HFrEF）とに分類されます。

（4）　血液検査：　心不全の血液検査では、心室由来のナトリウム利尿ペプチド（BNP）が重要です。BNP は心不全で上昇します。心不全の診断・病態把握・予後予測・治療効果の判定とともに、心機能障害のスクリーニングとしても重要です（図 3-2）。20 pg/mL 以下が基準範囲で、100 pg/mL を超えたら要精密検査、200 pg/mL を超えたら治療が必要です。

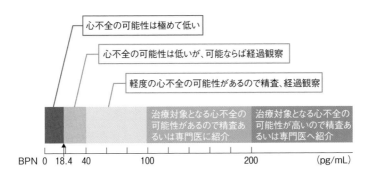

図 3-2　BNP 値の心不全診断へのカットオフ値
〔日本心不全学会 HP：血中 BNP や NT-proBNP 値を用いた心不全診療の留意点について〕

診断がついたところで、どのような治療が必要ですか。

患者さんの心不全悪化の予防と、症状の改善のための治療が必要です。心機能に応じた、とくに押さえておきたいところをつぎにまとめます。

5. 治　療

　心不全は、食事、運動などの生活習慣の管理に加えて、心不全の危険因子に対する適切な治療、無症候性心不全例に対する投薬など多方面からの介入により、発症・進行（増悪）・再発を予防できます。

(1)　治療目標：　ステージの進行を抑制することです。

● 　ステージA（器質的心疾患のないリスクステージ）：心不全の原因となる器質的心疾患の発症予防

● 　ステージB（器質的心疾患のあるステージ）：器質的心疾患の進展抑制と心不全の発症予防

● 　ステージC（心不全ステージ）：予後の改善と症状を軽減

● 　ステージD（治療抵抗性心不全ステージ）：予後の改善と終末期心不全では症状の軽減

　心不全の治療には、❶ 安静・塩分制限などの一般的治療法、❷ 薬物療法、❸ 非薬物療法、❹ 心臓移植などがあります。

(2)　薬物療法：　薬物治療は、心機能および心不全のステージによって選択薬剤が異なります。心機能の低下した心不全における治療薬とその目的を図 3-3 に示します。

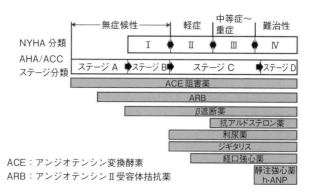

図 3-3　**心不全の重症度からみた薬物治療指針**
［循環器病の診断と治療に関するガイドライン（2009 年度合同研究班報告）；
慢性心不全治療ガイドライン（2010 年改訂版）］

（3）　薬物療法以外の治療：　❶ 植え込み型除細動（突然死の二次予防）、❷ 心臓再同期療法（両室ペーシング）、❸ 呼吸補助療法（陽圧呼吸療法）、❹ 運動療法（包括的心臓リハビリテーション）。

6．知っておきたいキーワード

- ● 起坐呼吸
- ● 左不全・右不全
- ● NYHA 心機能分類
- ● 心不全の原因
- ● 心拡大
- ● 肺うっ血
- ● BNP
- ● 薬物治療

なるほど……、しっかり勉強してより良い患者さんの看護を目指します！

それでは最後に問題で知識を整理しておきましょう！

確認問題　以下の心不全について○・×で答えなさい。

1. NYHA 心機能分類は、自覚症状による心機能分類である生活指導ではカロリー制限を行う。
2. 虚血性心疾患は、心不全の原因である。
3. 起坐呼吸は、右心不全症状である。
4. 体重増加は、心不全の徴候である。
5. 心機能が保たれていても心、不全は発症する。
6. ステージA心不全の治療目的は、症状の改善である。
7. 心不全の薬物療法は、多剤併用が多い。

4　イレウス（腸閉塞）

エピソード　80歳の女性は緩下剤を服用中であったが、3日前から自宅で飲水後に嘔吐することがあり、3日間排便や排ガスがなかった。腹部膨満感が持続し、軽い痛みの腹痛が持続していたので外来を受診したところ、イレウスと診断され、加療目的で入院となった。入院後、嘔吐はなく嘔気のみが持続している。入院2日目の朝に水様便、3日目の起床後に泥状便がみられた。女性は絶食中で、入院4日目に飲水のみ許可がでている。排泄は看護師付き添いでトイレまで歩行している（2章：事例-5参照）。

腹部膨満や嘔気・腹痛の症状があることから、胃や腸の通過障害がありそうですね。下痢は感染性胃腸炎との鑑別が必要ですね。発熱の有無も確認しておきたいと思います。お腹の手術をしたことがあるかどうかも気になります。

腹部X線検査の立位でニボーの形成を認めたようです。イレウスや腸閉塞の所見ですね。それから、確認したところこれまでに手術歴はないとのことです。まず、疾患概念と病態をまとめましょう。

1. 疾患概念

　イレウス（腸閉塞、ileuse）は腸管内容物の通過が停滞したり阻止される病態ですが、近年、以下の2つに分けて考えるようになっています（図3-4参照）。

- **イレウス**：腸管麻痺により蠕動運動が低下する状態。
- **腸 閉 塞**：腸管内腔が閉塞する状態。

いずれも腸内容物の通過が阻止された通過障害を認めます。

　イレウスの最も多い原因は、「腹腔内の炎症」です。蠕動運動が低下・消失し、腸蠕動音は減弱します。腹部膨満感、嘔気・嘔吐が主症状です。腹痛は認める場合と

そうでない場合があります。

　腸閉塞の最も多い原因は、「開腹術後の癒着」です。腸内容物が流れにくくなり、腹部膨満感、腹痛、嘔気・嘔吐、便秘を認めます。

イレウス・腸閉塞の病態の概念図を図 3-4 に示します。

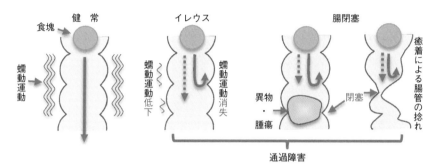

図 3-4　**イレウス・腸閉塞の病態概念図**

何らかの原因で腸が動かなくなったり、何か詰まったり、腸が捻れたりして通過障害を起こすのですね。

そうですね。症状をまとめてみましょう。

3. 症　状

- ● **イレウス**：腹部膨満感、嘔気・嘔吐が主体。腹痛はある場合もない場合もある。
- ● **腸閉塞**：腹部膨満感、腹痛、嘔気・嘔吐、便秘（内腔の閉塞による）

（1）　**イレウスと腸閉塞の分類**：　器質的疾患が存在する機械性イレウスと、存在しない機能性イレウスに分けられ、さらに表 3-7 のように分類されます。

表 3-7　イレウスと腸閉塞の分類

機械性イレウス（腸閉塞）	
単純性（閉塞性）	内腔の閉鎖、腸管外からの圧迫（腸の癒着・がん）
複雑性（絞扼性） 　→　緊急手術の適応	腸管の通過障害と同時に血流障害を伴う（腸重積、腸軸捻転、ヘルニア嵌頓）
機能性イレウス（イレウス）	
麻痺性	腹膜炎、薬物性（抗うつ薬など）
痙攣性	鉛中毒、ヒステリー

（2）　聴診所見：

● 　腸雑音：機能的イレウスでは減弱

● 　機械的：イレウスでは亢進

4. 検 査

（1）　腹部単純 X 線検査：　仰臥位と立位で撮影する。立位で鏡面像（ニボー）を認める（図 3-5）。

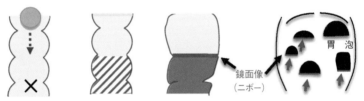

- 通過障害により腸内容物が停滞し、立位で水平面を形成する
- これを鏡面像（ニボー：niveau）とよぶ
- 立位腹部 X 線検査では、下部に腸内容物・上部に空気がとどまり拡張した腸管が半月状などを呈する

立位腹部 X 線検査ニボーを多数形成。ただし、胃は幽門筋があり、胃内に食塊が一定時間とどまるため、通常でも胃泡を形成する。

図 3-5　鏡面像（ニボー）

コップに水を入れた状態を思い浮かべてください。

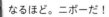なるほど。ニボーだ！

（2）　腹部超音波検査：　拡張した腸管がうねっている像を認める。腸管に閉塞が生じると拡張した小腸内でケルクリング皺壁がピアノの鍵盤のように超音波検査で描出される。これをキーボードサイン（keyboard sign）とよぶ。

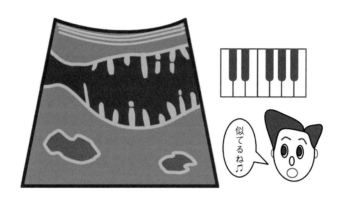

（3）　腹部造影 CT 検査：　閉塞性イレウスと絞扼性イレウスの鑑別に有用で、実施に際しては造影剤によるアナフィラキシー症状に注意する（事前にチェックリストで確認）。閉塞部位を判別でき、腸重積などの診断にも役立つ。

> **腸重積とは**
> 口側の腸管が肛門側の腸管に入り込み通過障害や血行障害を起こすことである。24 時間以内に整復することが必要で、超音波検査（ターゲットサイン）や高圧浣腸（カニ爪様陰影）により診断・治療を行う。

診断がついたところで、どのような治療や看護指導が必要でしょうか？

患者さんの腹痛・通過障害に対する予防と症状への対応が必要です。緊急性を要する場合もおさえておきたいところですね。つぎにまとめますので、しっかり頭に入れておいて下さい。

5. 治　療

(1)　保存療法：

● 絶食・絶飲：イレウス（腸閉塞）が疑われた場合、ただちに行う。

● 腸管減圧療法：経鼻的に胃管あるいは<u>イレウス管（ロングチューブ）</u>を挿入し、吸引・排液して、腸管内圧を減少させる。

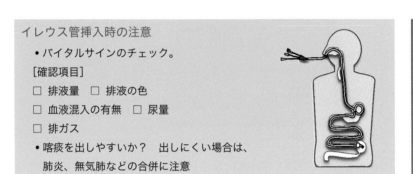

イレウス管挿入時の注意
- バイタルサインのチェック。
[確認項目]
□ 排液量　□ 排液の色
□ 血液混入の有無　□ 尿量
□ 排ガス
- 喀痰を出しやすいか？　出しにくい場合は、
  肺炎、無気肺などの合併に注意

● 輸液療法：消化液の吸引・排液により脱水ならびに電解質の喪失を伴うため、水分と電解質を補充する。

● 薬物療法：

- 閉塞性イレウスの鎮痛にブチルスコポラミン、ペンタゾシンを用いる。
- 麻痺性イレウスにプロスタグランジン製剤などを用いる。
- 腹膜炎を防ぐために、抗菌薬を必要に応じて投与する。

(2)　手術療法：　絞扼性イレウス　➡　ただちに緊急手術を行う

(3)　食事指導：　再発を防ぐために、以下の❶～❸が大切である。

❶ 消化の悪い食品を避ける

❷ ゆっくり食べることを心がける

❸ 便通を改善させる

6. 知っておきたいキーワード

- 機械性イレウス（閉塞性・絞扼性）
- 機能性イレウス（麻痺性・痙攣性）
- 腹部聴診音
- 腸の癒着
- ニボー
- キーボードサイン
- イレウス管

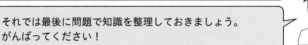

緊急手術の是非を判断するうえでも、腹痛をはじめとする腹部症状の確認をしっかり行いたいと思います。

それでは最後に問題で知識を整理しておきましょう。
がんばってください！

確認問題 以下のイレウス・腸閉塞について○・×で答えなさい。

1. イレウスとは、腸管内腔が閉塞する状態である。

2. 腸閉塞の最も多い原因は、開腹術後の癒着である。

3. 腸閉塞の症状には腹部膨満感と腹痛がある。

4. イレウスでの聴診所見では機械的雑音が亢進する。

5. イレウスでの腹部単純X線検査では、石灰化を認める。

6. イレウス管挿入の目的は、腸管内圧の減少である。

7. イレウスの再発を防ぐために消化の良い食品を摂るようすすめる。

5 　肝　硬　変

エピソード　70歳の女性は利尿薬を服用中であったが、3日前から排尿量が少なく、全身に搔痒感、左右下肢に浮腫の出現、顔が黄色っぽいことを自覚し外来を受診した。肝硬変の症状が悪化したため、加療目的で入院となった。ベッド上安静の指示があり、排尿と排便はポータブルトイレを使用中である。酸素療法としてナザール1L/分を投与中で、1日の飲水制限は500 mLである。食事内容は1300 kcalで高エネルギー食、塩分7gの制限がある。腹水が貯留しており腹部膨満感がある。心電図モニターと酸素飽和度モニターを装着中で、点滴で利尿薬と血清アルブミン製剤を投与している（2章：事例-6参照）。

利尿薬を使っているということは、尿の出が悪いということですね。呼吸も辛そうです。排泄されない水分が身体のさまざまなところにたまってしまっているのですね。以前の体重も気になります。

なかなか良いところに目を向けていますね。
肝硬変は生命に関わる予断を許さない病気です。しっかり理解して十分な看護をできるようにしてください。

1. 疾患概念

● 肝硬変は、さまざまな肝疾患の終末像。

● B型肝炎、C型肝炎などのウイルス性肝炎、アルコール性脂肪肝から発症。

● とくにC型肝炎からの発症が多い。

● 慢性C型肝炎は肝硬変に移行し、さらに肝細胞がんに至ることがある。

● 組織所見として、幹細胞の壊死と線維化を認め、肝機能が低下する。

● 死　因：肝不全、上部消化管出血、肝細胞がん

2. 病　態

　肝臓の線維化が進み、小葉構造が破壊されて再生結節（偽小葉）に置き換わった状態をいいます。

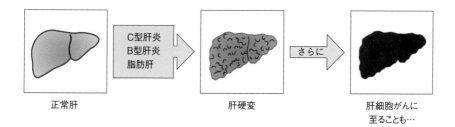

正常肝　　　　　　　　　　　肝硬変　　　　　　　　　　肝細胞がんに
　　　　　　　　　　　　　　　　　　　　　　　　　　　　至ることも…

肝硬変はもちろん、肝疾患の病態を理解するためには、肝臓の解剖とその機能をしっかり押さえておく必要があります。ちょっと大変だけど頑張ろう！

（1）　肝臓の解剖：

● 　肝臓は体重の約 1/50 を占める、体内で最重量の臓器。

● 　左葉と右葉の 2 つに分かれている。

● 　肝臓の血管ルートは、肝動脈（酸素を供給）と門脈（栄養素を供給）。

● 　肝臓への血液供給は、肝動脈から約 20％、門脈から約 80％。

● 　肝臓は、いったん細胞が死滅しても再生力がある。

（2）　肝臓の機能：

● 　食べ物から吸収した栄養素を代謝・貯蔵する。

- ブドウ糖：グリコーゲンとして肝臓に貯蔵。必要なときに再びブドウ糖に分解 ➡ 血中へ

- タンパク質：小腸でアミノ酸の形で吸収 ➡ 肝臓で再びタンパク質に合成

- 脂　肪：小腸で脂肪酸とグリセリドに分解 ➡ 肝臓で再び中性脂肪として再合成・貯蔵 ➡ コレステロールの合成 ➡ タンパク質と結合して血液中に放出（アポリポタンパク質）

- 胆汁を生成・分泌する。
  - 胆　汁：胆汁酸、ビリルビン、脂質などから構成 ➡ 脂肪の消化・吸収を促す。
- 体内の不要物に対する解毒作用をもつ。
  - アンモニア：肝臓で尿素に代謝 ➡ 腎臓から尿中に排泄
  - アルコール：肝臓でアルコールデヒドロゲナーゼ（ADH）により分解。ADH が少ないとアセトアルデヒドが蓄積して中毒症状をきたす（お酒が苦手）。

      アルコール ➡ アセトアルデヒド（有害物質）➡ 酢酸（尿中に排泄）
  - ビリルビン代謝：グルクロン酸抱合 ➡ 間接ビリルビン（脂溶性・神経毒性をもつ）を直接ビリルビン（水溶性）に変化させて尿中に排泄
  - 薬　物：シトクロム P450 を含んだ酵素によって酸化還元。代謝物は胆汁中に排泄（一部は尿中に排泄）
- アルブミン、血液凝固因子など重要なタンパク質を生成する。
  - アルブミンの不足：血清浸透圧が低下、血管内の水分が血管外に漏出、浮腫・胸水・腹水をきたす。
  - 血液凝固因子（凝固因子Ⅱ・Ⅶ・Ⅸ・Ⅹ・PIVKA-Ⅱ）の不足：出血傾向（DIC（播種性血管内凝固症候群））に至る。
- クッパー細胞：門脈に含まれる異物を貪食して生体を守る。
- ホルモンの代謝を行う。
  - エストロジェンの分解を担う ➡ 停滞すると男性に女性化乳房を認める
- 造血機能：胎児の肝臓にはエリスロポエチン産生機能がある。

本当にたくさんの機能があるのですね。あらためて大切な臓器だと思いました。

3. 症状・所見

● 代償性肝硬変：肝機能は比較的維持。自覚症状はない。
● 非代償性肝硬変：肝機能が低下。自覚症状が出現。

- 全身倦怠感、食欲不振
- 腹部膨満感、腹水・胸水（アルブミン低下による浸透圧低下）
- 黄疸（ビリルビン代謝の遅延）
- 出血傾向（凝固因子の低下）
- 脳神経症状：肝性脳症（高アンモニア血症）
- 門脈圧亢進の影響（図 3-6）：腹壁静脈怒張・食道静脈瘤・脾腫 ➡ 食道・胃静脈瘤の破裂 ➡ 吐血

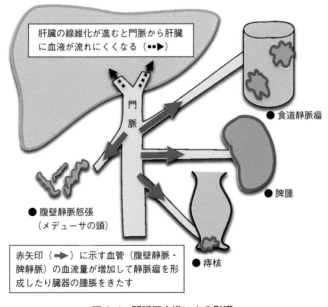

図 3-6　**門脈圧亢進による影響**

肝臓の線維化 → 門脈圧亢進 → 門脈側副路（腹壁静脈・脾静脈）への血流増加 → 腹壁静脈怒張 → メデューサの頭・食道静脈瘤・脾腫ですね！　自分でもこの病態を描けるようにしておきます。

視診所見：

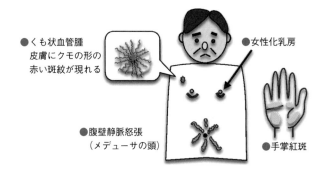

●くも状血管腫
皮膚にクモの形の
赤い斑紋が現れる

●女性化乳房

●腹壁静脈怒張
（メデューサの頭）

●手掌紅斑

4. 検 査

- 血液検査
  - AST（GOT）・ALT（GTP）・γ-GT 値上昇
  - 血中ビリルビン値上昇
  - コリンエステラーゼ活性低下
  - 血清アルブミン値低下
  - 血中アンモニア値上昇
  - プロトロンビン時間延長
  - 汎血球減少
- 画像検査：腹部超音波・腹部 CT・腹部 MRI・腹腔鏡検査で下記を調べる。
  - 肝臓の萎縮の有無
  - 肝表面の状態
  - 肝腫瘍の有無
  - 側副血行路の発達
  - 脾腫や腹水の有無
- 肝生検：確定診断を行う場合に実施する。

検査所見と病態も関連付けて理解してください。

はい！　肝機能を勉強したので、少しずつわかってきました。

診断がついたところで、どのような治療や看護指導が必要でしょうか？

肝炎の段階からの治療を行うことも大切です。肝硬変になってからは肝機能低下に伴う諸症状への対症療法と悪化予防が治療の中心になります。

5. 治　療

（1）　慢性肝炎からの治療：　肝庇護療法（ウルソデオキシコール酸、グリチルリチン製剤などを投与）

（2）　肝硬変の合併症の治療：

- 腹水の治療：水分制限、アルブミン補給、利尿薬の投与など
- 食道・胃静脈瘤の治療：内視鏡的治療、手術など
- 肝性脳症の治療：蛋白食制限、輸液、浣腸、アミノ酸製剤
- 定期的に肝がん発症のチェック

6. 知っておきたいキーワード

- 門脈圧亢進
- 解毒作用
- 肝性脳症
- 腹壁静脈怒張（メデューサの頭）
- 腹水
- 食道静脈瘤
- 血液凝固因子

それでは最後に問題で知識を整理しておきましょう。

はい。パーフェクトを目指します！

確認問題 以下の肝硬変について○・×で答えなさい。

1. 肝細胞は壊死したら再生しない。

2. 肝臓が障害されると高ビリルビン血症になる。

3. 門脈圧亢進により腹壁静脈怒張を認める。

4. 低アルブミン血症では浮腫を認める。

5. 低アンモニア血症では肝性脳症を認める。

6. 便秘は肝性脳症のリスクファクターである。

7. 腹水の治療にアルブミン製剤を用いる。

| 6 | 脳　梗　塞 |

エピソード　55 歳の男性は高血圧と糖尿病の既往歴がある。会社で会議中に右半身に脱力感と呂律障害が出現し、ペンをつかもうとしてもつかめず、右上下肢麻痺・右口角下垂をみとめ救急搬送され左脳梗塞のため緊急入院となった。入院後 3 日目に SCU から一般病棟へ転棟となった。安静度は車椅子での移動が可能だが、夜間は尿器を使用。食事は嚥下食から本日三分粥とろみ付（1000 kcal）に変更となる。意識清明、瞳孔不同なし。体温 37.0 ℃、脈拍 58 回/分、血圧 130/80 mmHg、呼吸 18 回/分、心電図モニターを装着中、点滴 1000 mL/日、尿量 1500 mL/日（2 章：事例-7 参照）。

突然さまざまな神経症状が出て緊急入院しましたが、入院 4 日後の状態は落ち着いているようで良かったです。初期の対応が大切ですね。

良いところに注目しましたね。なぜ迅速な対応が必要なのかを知り、そのサインも押さえておきましょう。

1. 疾患概念

　脳梗塞は、脳血管の血流障害により、その灌流域の脳細胞に壊死が生じたものです。血流が途絶えると脳細胞は数時間以内に再生困難になり、後遺症を残したり、生命に関わることもあります。脳梗塞の種類には、脳血栓症と脳塞栓症があります（表 3-8）。なお脳卒中は、脳に血液が流れなくなったために脳細胞が壊死する病気全般を指します。

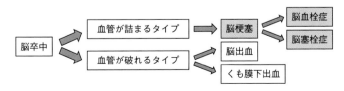

表 3-8　脳血栓症と脳塞栓症の鑑別

	脳血栓症	脳梗塞
前駆症状	あり → 一過性虚血性発作（TIA）	まれ
発　症	• 脳血管の動脈硬化により内腔が狭窄して血栓がつくられ詰まる • 内腔の狭窄 → 詰まりやすい	• 他の場所でつくられた血栓や腫瘍塞栓が血流で運ばれて詰まる • 脳血管に異常なし
原因疾患	動脈硬化症、脂質異常症、糖尿病	心疾患 → 心房細動など
出血性梗塞	少ない	多い
髄液所見	出血した場合のみ　→　血性髄液、キサントクロミー（橙黄色）	

2. 病　態

　脳血管に血栓や塞栓が詰まると、その先の血流支配域に血液が送られなくなり、血流支配域が担う機能に影響が出て、神経症状などが出現します。

　水道管にゴミがたまるとその先には水が流れなくなるのと同じですね。

表 3-9　おもな脳梗塞

アテローム血栓性梗塞 （脳血栓症）	脂質異常症、糖尿病で動脈硬化が生じ、比較的太い脳の血管が狭窄し、そこに血栓が詰まり閉塞する。	●血栓 アテローム[a]
ラクナ梗塞 （脳塞栓症）	脳の細い穿通枝動脈が狭窄し、そこに血栓が詰まり閉塞する。	
心原性脳梗塞 （脳塞栓症）	不整脈、心筋梗塞、心筋症、心内膜炎などの心疾患により生じた血栓が脳動脈に流れ込み脳血管が閉塞する。	

a) アテロームとは、動脈の内膜にコレステロールなどの脂肪やカルシウム、線維性成分などが蓄積したものをいう。

脳卒中、脳梗塞、脳血栓症、脳塞栓症、脳出血の違いをもう一度整理しておいてください。おもな症状として、意識障害、手足の麻痺（脱力）・しびれ、言語障害、めまい、視野障害、歩行障害などの重篤な症状があります（図 3-7）。FAST についてもしっかり学んでください。さらに、意識障害を認めている患者さんの状態を評価する方法を確認しておきましょう（p. 67 表2-6、2-7）。

3. 症　状

Face	Arm	Speech	Time
片側の顔の口角や目元が下がったようにゆがむ	両手を前方に持ち上げてキープを促しても手を離すと片側が維持できず下がる	話そうとしても言葉が出てこない、呂律が回らない	3 つのサインのうち 1 つあれば救急車を要請！時間との勝負！

●急に手足の力が抜ける

●跛行（片足をひきずる）

●つまづきやすい

●ふらついて真っすぐ歩けない

●片側の足がしびれる

●急にめまいが出現

●言葉を理解できない

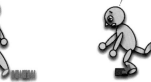

アセスメント

●片目にカーテンがかかったようになり見えなくなる

●ものが二重に見える

図 3-7　図でみる症状：FAST は脳梗塞など脳卒中のサインと対応

COLUMN：5 ●：頭蓋内圧亢進 ●

【頭蓋内圧とは】
- 頭蓋骨内には、脳（80%）、血液（10%）、髄液（10%）が存在する。
- これらによって生じる圧を「頭蓋内圧」とよぶ。通常、これらの量はほぼ一定で、頭蓋内圧は 6〜12 mmHg（120〜180 mmH$_2$O）に保たれている。
- 脳、血液、髄液のいずれかの量が正常範囲を逸脱して増大すると頭蓋内圧が亢進する。

【原　因】
① 脳容積の増加
- 脳腫瘍、脳出血、脳浮腫 → mid line shift を認める（右図）

② 血液量の増加
- 脳血管拡張 → 高二酸化炭素血症

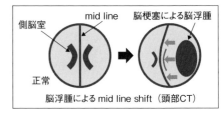

脳浮腫による mid line shift（頭部CT）

- 脳静脈灌流障害 → うっ血性心不全、頸静脈の圧迫、くしゃみ・咳嗽・排便による胸腔・腹腔内圧の上昇などにより、脳から心臓に向かう血流が妨げられる。

③ 髄液量の増加〈水頭症〉
- 髄液の産生過剰
- 髄液流れの障害（吸収障害）

【特　徴】
- 頭蓋内圧が 20 mmHg を超えると症状が出現する可能性が高くなる。
- 頭蓋内圧亢進の三徴
  ❶ 頭痛：頭蓋内圧亢進により硬膜や脳血管の痛覚受容器が牽引・圧迫されて生じる。

❷　嘔吐：延髄の嘔吐中枢を刺激　→　悪心を伴わず突然吐くのが特徴。

❸　うっ血乳頭：頭蓋内圧亢進により網膜中心静脈が圧迫されて生じる。

● 頭痛、嘔吐は頭蓋内圧亢進の初期症状として重要。

【症　状】

● 生命に関わる多彩な症状が出現する。

● 意識障害、外転神経麻痺（眼球を外側に向けられない）、対光反射の減弱・喪失、瞳孔不動（動眼神経麻痺）、血圧上昇・徐脈、異常姿勢（徐皮質硬直、徐脳硬直）、片麻痺、呼吸異常（チェーン-ストークス呼吸、中枢神経性過呼吸、吸気時休止性呼吸、群発性呼吸、失調性呼吸など）

● 意識障害の評価には Japan Coma Scale (JCS) や Glasgow Coma Scale (GCS) が用いられる（p. 67 表 2-6、2-7 参照）。

● 脳幹を損傷する脳ヘルニアが進行すると、血圧低下、自発呼吸の停止、対光反射の消失、両側瞳孔散大の非可逆的な状態となり、通常死亡する。

● したがって、バイタルサイン、意識状態、対光反射、運動麻痺の評価を熟知し、頭蓋内圧亢進状態を見落とさないことが重要である。

【治　療】

（1）内科的治療：　頭部挙上、利尿剤、酸素投与、低体温（脳代謝の抑制、脳血流低下）、副腎皮質ホルモン（脳浮腫の改善）、過換気（高二酸化炭素血症の改善）、バルビツレート療法（静脈麻酔薬により脳代謝低下などを図る）

（2）外科的治療：　頭蓋内占拠性病変の除去、減圧術（頭蓋骨を一部除去して圧を外部に逃す）、内減圧術（脳組織を切除）、髄液ドレナージ（後頭蓋窩に占拠性病変がある場合にはヘルニア嵌頓を生じて生命の危機に陥ることがあるため注意）。

4. 検 査

（1） CT： X線撮影をコンピュータで解析して脳の断層像（輪切り）を映し出します。脳梗塞は発症から 24 時間以上経たないとはっきり描画できませんが、出血性疾患や出血を伴う脳梗塞の鑑別をするうえでも、CT は有用な検査です。

（2） MRI： 磁力を使って脳の断層像を映し出します。CT より鮮明な画像が得られ、出血部分、梗塞部分が発症後すぐに描画できます。T1 強調像、T2 強調像、FLAIR 法が用いられます。

診断がついたところで、超急性期、急性期、慢性期にわけて治療のポイントをまとめます。

5. 治 療

		脳血栓症	脳塞栓症
超急性期		血栓溶解療法：*t*-PA（組織プラスミノーゲンアクチベーター） → 発症 2〜4.5 時間以内に投与（早いほど良好な転帰を期待）	
急性期	血圧管理	下げすぎないように管理	通常の血圧を保つ
	抗血小板薬・抗凝固薬	【投与可】 梗塞の拡大予防	【禁忌】 出血している可能性がありさらに悪化させるリスクあり
	抗浮腫療法	高浸透圧利尿薬：グリセロール → 血液の浸透圧を上げて脳細胞への水分移行（浮腫）を抑制	
	神経保護療法	脳保護薬：エボラタン → 超急性期から 24 時間以内投与	
慢性期 再発予防		経口抗血小板薬	抗凝固薬：ワルファリンなど → 心原性塞栓に対して

早いほど予後を期待できるのですね。そのためにも、脳梗塞のサインを十分知っておいて、早期発見、早期対応＝救急要請することがいかに大切かわかりました。FASTですね！
患者さんの後遺症ゼロを目指し、たとえあったとしても最小限に食い止めるためにもしっかり学びます！

6.　知っておきたいキーワード

- ● 　一過性虚血性発作
- ● 　アテローム血栓性梗塞
- ● 　ラクナ梗塞
- ● 　FAST
- ● 　意識障害・言語障害
- ● 　血栓溶解療法
- ● 　高浸透圧利尿薬
- ● 　頭蓋内圧亢進

それでは最後に問題で知識を整理しておきましょう。

はい。脳梗塞の症状にアンテナを張って、すみやかに対応できるよう、がんばります！

確認問題　以下の脳梗塞について○・×で答えなさい。

1. 脳梗塞は、脳血栓症と脳塞栓症に分けられる。
2. 脳梗塞の原因には心房細動がある。
3. 脳梗塞発症の前駆症状に一過性虚血性発作がある。
4. 比較的太い脳の血管が狭窄するとラクナ梗塞となる。
5. 口角のゆがみは FAST の評価項目に含まれる。
6. 超急性期における血栓溶解療法は発症から 12 時間以内の投与が望ましい。
7. 意識障害の評価で、ふつうの呼びかけで容易に開眼する場合は、JCS100 である。

7　大腿骨頸部骨折

エピソード　80歳の女性、手術を拒否したため保存療法の方針で介達牽引3kg中。夜中には、娘の名前を大きな声で呼んでいたり、「食事の用意をしなくては」「何でこんなに左足が痛むのか」と発言が聞かれ、朝方から日中に眠るようすが見られた。ベッド上安静の状態で膀胱留置カテーテルが挿入されている。入院3日目、朝食もほとんど手をつけず眠っている（2章：事例-8参照）。

はじめに骨折の基礎知識を確認しておきましょう。

骨折の総論

(1)　定　義：　骨折とは何らかの原因で骨の連続性が断たれた状態をさす。

(2)　原因による分類

● 　外傷性骨折：強い外力による、正常な強度の骨の骨折

　•直達外力：外部から直接的に力が加わる（たとえば、直接手をついて手を骨折する）

　•介達外力：外部から間接的に力が加わる（たとえば、手をついた衝撃が肘に伝わり骨折する）

● 　病的骨折：骨の強度が低下している場合に比較的弱い外力で生じる（たとえば、悪性腫瘍の骨転移、骨軟部腫瘍、骨軟化症、骨粗鬆症）

● 　疲労骨折：軽微な外力が繰り返し加わることによって生じる

(3)　形状による分類

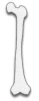 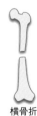 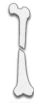 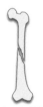

正常　　　　横骨折　　　　斜骨折　　　　らせん骨折　　粉砕骨折

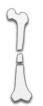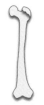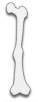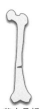

分節骨折　　剥離骨折　　嵌入骨折　　隆起骨折　　若木骨折

いろいろな分類があるのですね。奥が深いです。

(4)　症　状

● 疼痛、腫脹、圧痛、熱感、機能障害 ➡ 炎症の定義

● 変形、異常可動性：動かすことができても無理に動かさない。

● 異常姿勢：疼痛を避けるため普段と異なる姿勢になる。

(5)　応急処置

● 全身状態に注意する。

● 開放骨折の場合は出血に注意し、拍動性であれば圧迫止血する。

● 骨折の治療では固定が大切。冷却、圧迫、患部の挙上を行う。

(6)　整　復

● 治癒を促進するためには骨折部を極力本来の位置に戻す。

　• 徒手整復：X線透視下で受傷後すみやかに行う。

　• 牽引による整復：持続的に牽引する。

　　直達牽引：キルシュナー銅線（★）を直接骨に打ち込む。

　　介達牽引：テープを用いて皮膚を介して牽引する。

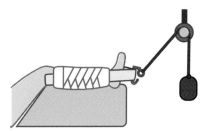

介達牽引では患部の皮膚や筋肉を非観血的に包帯や絆創膏で固定して間接的に牽引する。一方、観血的に骨にキルシュナー銅線など刺入して直接牽引する直達牽引がある。

- 観血的整復：手術により骨折部を固定する ➡ おもにプレートなどで内固定を行う。

（7）　術後合併症

《急性期》

- 全身症状：出血性ショック、播種性血管内凝固症候群（DIC）、静脈血栓、脂肪塞栓症候群
- 局所症状：損傷（皮膚・神経・血管）、感染症（破傷風、壊疽）、コンパートメント症候群

> コンパートメント症候群
>
> 　複数の筋肉で構成されている部位では、いくつかの筋肉ごとに、骨・筋膜・筋間中膜などで囲まれた区画に分かれて存在し、その区画をコンパートメントとよぶ。骨折や打撲で筋肉内組織の腫脹が生じ、区画内圧が上昇すると筋肉・血管・神経を圧迫し循環不全を認め、壊死や麻痺を認めることがあり、コンパートメント症候群とよばれる。

《回復期〜慢性期》

- 偽関節、治癒の遅延、変形治癒、虚血性骨壊死、フォルクマン拘縮、小児では骨の発達障害
- 看護を行ううえでは局所の安静、患者の清潔（日常生活に制限を受けるため）、固定具による圧迫症状、転倒による二次的外傷にも注意する必要がある。

> 偽関節
>
> 　骨折の重篤な後遺症で骨折部の骨癒合プロセスが完全に停止したものをいう。不確実な固定、固定後の不安定、血行不良、血腫などにより発生し、異常可動性を認める。
>
> フォルクマン拘縮
>
> 　コンパートメント症候群の１つで頻度が高く、上腕や前腕の外傷後に前腕の筋群（とくに屈筋群）が非可逆性壊死に陥り、その末梢に拘縮や麻痺を認める。

患者さんは歩くことも難しそうですね。

大腿骨頸部骨折についてまず疾患概念と病態を抑えましょう。
お年寄りに多い疾患で、生活にも大きく関わります。

1. 疾患概念

- 大腿骨骨折の1つ。
- 大腿骨頸部骨粗鬆症で骨がもろくなっている高齢者に多い。
- 歩行中に転倒して生じる。
- 一方、つまずいて下肢が外旋しただけでも生じることがある。

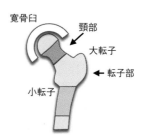

2. 病　態

　大腿骨は股関節から出てすぐに大腿骨頸部で曲がっています。ヒトは、解剖学的に曲がった大腿骨で身体を支えているのですが、転倒や転落のときに外力が集中しやすく、骨折しやすくなります。骨粗鬆症を合併していることが多く、高齢者に多発する疾患です。おもに下記の2つのタイプに分けられます。日本では年間十数万人が受傷し、寝たきりになることも多く社会問題となっています。

① 大腿骨頸部内側骨折	② 大腿骨頸部外側骨折
・関節の中で折れる。 ・骨粗鬆症がある場合、少し脚をひねっただけでも受傷する。 ・血液循環が悪いため骨癒合を得にくい。 ・関節内のため周りにスペースがなく内出血も少ない。	・膝側の関節外で折れる。 ・明らかな転倒・転落で受傷する。 ・骨癒合は得やすい。 ・受傷時の外力も大きく、内出血もするため全身状態に影響が出やすい。

3. 症　状

- 主症状は疼痛。
- 関節内骨折のため腫脹、皮下出血はほとんど目立たないので注意を要する。

4. 検査・診断

- 単純X線写真
- 大腿骨頸部骨折ではMRI検査も有用

5. 治　療

- 高齢者では廃用症候群に早期から注意を要する。
- 長期臥床により認知症の発症・増悪、呼吸器系、尿路系の感染症、深部静脈血栓症に注意する。
- 手術的に治療をすすめ、早期離床、早期リハビリテーションを行うことが大切である。

深部静脈血栓症（Deep Venous Thrombosis：DVT）

　何らかの原因で深部静脈に血栓が形成される疾患で、しばしば脚でみられる。大腿骨頸部骨折においても、長期臥床による発症に注意が必要である。

　DVTを発症すると、血栓で脚や腕の腫れを認めることがある。血栓が血管壁から剝がれて、肺に到達すると肺塞栓症をひき起こし、死に至ることもあるので、早期発見が重要であり、脚の太さや皮膚色の左右差、疼痛、むくみに注意を要する（下図）。

深部静脈血栓症は要注意ですね。衣服などで隠れている部位だけど、日頃から十分に観察して、症状が進む前に発見し、早期対応できるよう十分注意を払います。

頼もしいですね！
よろしくお願いします！

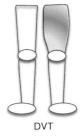

DVT

6. 知っておきたいキーワード

- ● 直達外力
- ● 介達外力
- ● キルシュナー鋼線
- ● 内固定
- ● コンパートメント症候群
- ● フォルクマン拘縮
- ● 偽関節
- ● 大腿骨頸部内側骨折
- ● 大腿骨頸部外側骨折
- ● 廃用症候群
- ● 深部静脈血栓症（DVT）

いろいろ理解できましたか？
問題で整理しておきましょう。がんばってください！

確認問題　以下の大腿骨頸部骨折について○・×で答えなさい。

1. 骨にひびのみが入った場合は骨折ではない。
2. 骨折の治療では固定が重要である。
3. 介達牽引ではキルシュナー鋼線を用いる。
4. コンパートメント症候群では麻痺を認めることがある。
5. フォルクマン拘縮は可逆性である。
6. 大腿骨頸部骨折は高齢者に多い。
7. 深部静脈血栓症により死に至る転帰を迎えることもある。

8　腰椎椎間板ヘルニア（LDH）

> **エピソード**　50 歳の男性（身長 170 cm、体重 70 kg、BMI 24.2）は左下肢のし
> びれと知覚鈍麻、疼痛が出現し日常生活にも支障が出てきたため手術療法の適応
> となった。術式は、腰椎椎間板ヘルニア切除術である。術後は鎮痛薬を定期的に
> 服用している。術後 2 病日目。排泄は自立しているが、左下肢の外側にしびれが
> あり、知覚鈍麻もある。MMT は左足関節の底背屈 5、長足趾の背屈 4、底屈 5
> （表 3-10）。鎮痛薬を内服しているが動作時に疼痛を訴えている（2 章：事例-9
> 参照）。

> 椎間板ヘルニアは腰痛の原因としても多い疾患ですね。日常
> 生活にも支障をきたすことがあり大変です。

> そうですね。まず、どのような病態なのかをしっかり学習し
> て症状の出方などを理解しましょう。

1. 疾患概念・病態

　椎間板の老化・変性により線維輪に亀裂が入り、髄核や線維輪が突出または脱出
して、後方（背側）を走る神経根や硬膜管などを圧迫して神経症状が生じるものを
椎間板ヘルニアとよびます（図 3-8、3-9）。おもな原因は加齢に伴う退行性変化で
すが、力学的負荷（重いものを持つ、スポーツ）が誘因となることもあります。同

表 3-10　**徒手筋力テスト（manual muscle testing：MMT）**

機能段階	表示法	等　級
筋収縮なし	Zero (0)	0
わずかに筋収縮あり	Trace (T)	1
重力を除けば全可動域動く	Poor (P)	1
重力に打ち勝って完全に動く	Fair (F)	3
いくらか抵抗を加えても、なお重力に打ち勝って完全に動く	Good (G)	4
強い抵抗を加えても、なお重力に打ち勝って完全に動く	Normal (N)	5

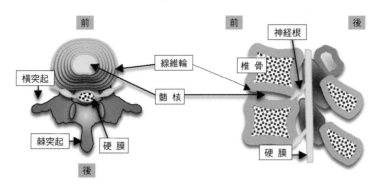

図 3-8　椎体と椎間板の解剖図

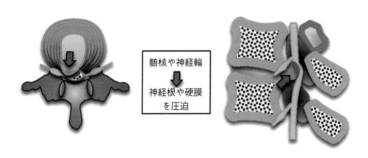

図 3-9　椎間板ヘルニアの病態

一家系での発症が多く、遺伝性も指摘されています。小児期から老年期まで幅広い年齢層で発症し、男性に多いのが特徴です。

　好発高位は L4-L5、L5-S1、L3-L4 の順です（表 3-11）。高位とはヘルニアを認めている椎間の位置をいい、たとえば L3 と L4 の間から脱出している場合は L3-L4 と示します。L は Lumbar spine の略で腰椎を意味します。

> MMT……、確か習ったはず。復習します。

> そうです。その意気です！
> 筋力の判定には必要不可欠です！

表 3-11　**腰椎椎間板ヘルニアの高位と感覚障害（疼痛・しびれなど）の領域**

ヘルニア高位	L3-L4	L4-L5	L5-S1
障害神経根	L4	L5	S1
感覚障害の領域 （着色部分）			

症状の部位や触診でヘルニアの高位がわかるのですね！

まさに、それがフィジカルアセスメントの醍醐味です!!
つぎに代表的な症状と検査についてまとめます。

2. 症 状

- 腰痛、腰部の伸展・屈曲制限。
- 片側性の臀部、下腿にかけて坐骨神経痛、大腿神経痛。
- 疼痛性側彎：痛みのために脊柱が横に傾く。
- 進行すると下肢の痺れ、筋力低下を認める。

3. 検 査

（1）　神経学的テスト：　患者さんの状況を、まず目（視診）と手（触診）で直接患者さんに触れて把握し、その後の診断を確定するためにも必要な検査です。誘発痛により状況を把握する、下肢伸展挙上テスト（SLR：Straight Leg Raising test）と大腿神経伸展テスト（FNS：Femoral Nerve Stretching test）があります（図 3-10）。

- SLR テスト：L4-L5、L5-S1 のヘルニアで陽性、ラグーゼ徴候ともいう。
- FNS テスト：L3-L4 のヘルニアで陽性

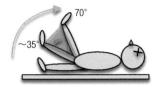

SLR テスト

足を伸ばしたまま上げていく際に、35°から 70°までの間で座骨神経症状の有無を確認する。

35°	坐骨神経の緊張なし
35〜70°	大腿部の後面に疼痛を感じる
70°以降	痛みがある場合は腰仙部痛の関節痛

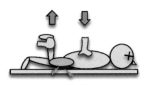

FNS テスト

手で足首をつかみ上方へ引き上げ、臀部を手のひら下方に押して大腿神経の神経根症状を誘発。

大腿神経に沿った疼痛の有無を確認する。大腿部の前面に疼痛を感じることが多い。

図 3-10　**神経学的テスト**

(2)　単純 X 線検査と T2 強調 MRI 検査

● 画像検査では単純 X 線検査では椎間板は描出されず、腰部 MRI の T2 強調画像が有用である。

● T2 強調画像は水分を多く含む部位は白く描出される。

● ヘルニア部分の椎間板は水分が減り輝度が低下する → 淡いグレーから黒味が強くなる。

● 脊髄が圧迫されて変形した所見が MRI 検査では明らかに描出される（単純 X 線検査では写らない）。

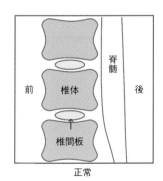

腰部を横から撮影した T2 強調 MRI 画像の比較

診断がついたところで、治療について教えてください。

治療には保存療法と手術療法があります。つぎにまとめますので、しっかりついてきてください。

4. 治　療

(1)　基本的には保存療法：

● 安静を保つ：仕事や運動を制限し、腰部軟性コルセットを着用して局所を安静にする。

● 薬物療法：非ステロイド性抗炎症薬の服薬

● 神経ブロック：激しい痛みを抑えるため、局所麻酔やステロイド薬を注射して痛みを和らげる。注射の部位によっては、安全に実施するうえで入院が必要となる場合もある。

● 牽引療法：頸椎や腰椎を引っ張ることで、骨どうしの圧迫を軽減したり、ずれを矯正することを目的とするが、その有効性は必ずしも明らかではなく、保存療法の一環として検討する。

(2)　手術療法：　保存療法で 3 カ月以上疼痛やしびれなどの症状が改善しない場合、部分椎弓切除術を行い、椎間板を摘出します。膀胱直腸障害 (尿・便失禁)が出現した場合は、緊急手術の適応となります。

5. 知っておきたいキーワード

● MMT
● ヘルニア高位
● SLR テスト
● FNS テスト
● 牽引療法
● 神経ブロック
● 腰部軟性コルセット

腰椎椎間板ヘルニアは本当に大変ですね。痛みも強く、日常生活に大きな影響が出るし……。所見の取り方も練習しておかないといけないですね。患者さんのQOLの改善を目指していろいろ勉強します！

それでは最後に問題で知識を整理しておきましょう。がんばってください！

| 確認問題 | 以下の腰椎椎間板ヘルニアについて○・×で答えなさい。 |

1. 最も好発する高位は L4-L5 である。
2. 徒手筋力テストで、筋収縮がない場合は、MMT 0 である。
3. SLR テストは、大腿神経の神経根症状を誘発する。
4. 椎間板ヘルニアでは、原則的に手術療法が選択される。
5. 日常生活では腰部軟性コルセットを着用し局所を安静にする。
6. 症状の経過を観察するために非ステロイド性鎮痛剤は使用しない。
7. 3 カ月以上保存療法を行って改善しない場合は、手術療法を考慮する。

Chapter 4

フィジカルアセスメントの
視点を養おう

ここまで、2章では声かけをしながら頭から爪先までをフィジカル
アセスメントする方法、3章では看護をするうえでの疾患に基づいた
病態生理、および治療の基礎知識をみてきました。本章では、「食事、
排泄、清潔ケア、移動・移送」という患者さんの日常生活援助をしな
がらフィジカルアセスメントの視点を養うことを目指して、援助場面
ごとにアセスメントおよびポイントを解説します。

1 　脳梗塞で嚥下障害のある患者さんの食事場面

脳梗塞による嚥下障害ってなんだろう？

　「咀嚼し、嚥下する」ことは、「食べること」を通して栄養を体内にとりこみ、生態の機能を維持することです。食べることは、食物を歯で噛み砕き唾液と混ぜる「咀嚼」、噛み砕いた食物を食塊にして「嚥下」し食道に送り込む、食塊を胃や小腸で「消化」し栄養素や水分を「吸収する」というプロセスから成り立ちます。嚥下障害とは、何らかの原因により、この「嚥下」に障害が起こることをいいます。

　脳梗塞による嚥下障害とは、神経系の障害から食物をうまく胃へ送り込めなくなることが原因で起こるものです。神経障害の程度により、嚥下障害や誤嚥性肺炎のリスクは変化します。

嚥下障害の原因

　嚥下障害には器質的原因と機能的原因があります。

　(1)　器質的原因：　口腔から食道の構造に障害があり、食物の通貨が妨げられることが原因で起こるもの。

　(2)　機能的原因：　神経系の障害や加齢によって、食物をうまく送り込めなくなることが原因で起こるもの。脳梗塞による嚥下障害は、この機能的原因に分類されます。

嚥下障害の分類

　食物の形態による嚥下障害の分類として、流動物嚥下障害と固形物嚥下障害があります。

　(1)　流動物嚥下障害：　咽頭・喉頭の炎症、腫瘍や神経麻痺による口腔・咽喉頭性嚥下障害にみられ誤嚥を伴うことがあります。脳梗塞による嚥下障害は、この流動物嚥下障害に分類されます。

　(2)　固形物嚥下障害：　食道がんなどの器質的原因による食道性嚥下障害にみ

られます。

嚥下障害のリスク

　嚥下障害により誤嚥を起こすリスクが上がるため、誤嚥性肺炎を併発することがあります。加齢に伴いそのリスクは増加する傾向があります。脳梗塞発症後には誤嚥性肺炎を起こすことが多く、予防のために嚥下リハビリテーションという誤嚥予防のリハビリテーションが実施されることがあります。また、口腔内の清潔保持は、誤嚥性肺炎の予防に効果的であるため、口腔ケアをこまめに行うことも大切です。

　では、食事摂取場面を通して、注意深く観察を行い、嚥下状態のアセスメントを実施してみましょう。

何を観察すればいいの？

【観察項目】

顔色、栄養状態（体格・体型）、貧血（皮膚・爪）、外観（顔面の左右対称性、眼球結膜など）
口唇（色・亀裂や潰瘍の有無）、口腔（開口障害・閉鎖障害、口腔粘膜の状態など）
舌（色・形・左右対称性・運動麻痺・腫瘤・潰瘍・舌苔）、
軟口蓋・咽頭・扁桃の色や発赤・腫脹、
歯と歯肉（義歯・歯の本数・歯肉の色・歯肉の発赤・腫脹）、咳・痰の有無

　食事の援助や口腔ケアのときに次のような症状の出現があったら、嚥下障害を起こしている可能性があります。

よだれ（流涎）	鼻へ逆流する
むせやすい	口の中に食物が残る
食物が口からこぼれやすい	急に食物を吹き出す
うまく嚙めない	食事に時間がかかる
スムーズに飲み込めない	食事量が少ない

　摂食嚥下動作は、先行期、口腔準備期、口腔期、咽頭期、食道期の5つの段階からなるとされていますが、脳梗塞による嚥下障害は、先行期～咽頭期の間で起こる

といわれています。

　どの段階で嚥下障害が発生しているのかを考えることで、ケア方法や食事形態の検討につながります。

　(1)　先行期：　目の前にあるものを認識し、食物を口に入れるまでをいいます。視覚・嗅覚から得られる情報と過去の経験や記憶を照らし合わせて、その食物の食感や味などを推定し、一口の量やスピードを判断します。

　(2)　口腔準備期：　咀嚼や舌運動によって食物を飲み込むのに適した大きさに整え、一塊として集めるまでをいいます。この段階は、食物を嚥下しやすい段階までに変える過程なので、食塊形成期ともいいます。

　(3)　口腔期：　食塊を口腔内から咽頭へ送り込む時期のことをいいます。この時期の異常としては、下記のようなものがあります。

❶　嚥下失行：食塊をただ口腔内に保持しているだけで咽頭へ送り込もうとする動作ができない状態のことをいいます。アルツハイマー病や大脳皮質の左半球での脳卒中後の患者さんにみられます。

❷　分割嚥下：口腔内の食塊を一度の嚥下動作で咽頭へ送り込めず、何回かに分割して嚥下することをいいます。舌運動障害が原因であることが多く、術後や中枢性の嚥下障害でみられます。

❸　嚥下後の食物の口腔内：口腔内の食塊が一度の嚥下動作では送りきれずに残ってしまう状態のことです。

❹　嚥下動作前の食塊咽頭流入：口腔準備期や口腔期に、意図的ではない食塊の咽頭流入が生じることをいいます。液体などの流れの速いものの場合は、誤嚥の危険性が高くなります。

　(4)　咽頭期：　口腔から咽頭へと流れ込んできた食塊をうまくコントロールしながら食道まで運ぶ過程をいいます。連続した反射運動で咽頭から食道へ食塊を送り込む段階です。この時期に障害があると誤嚥の原因となります。

　(5)　食道期：　食道に送り込まれた食塊が、頸部食道、胸部食道、噴門部を経て胃に送り込まれる過程をいいます。この時期の障害の多くは、食物の通過障害や逆流などの症状を示します。

● 誤嚥の可能性や嚥下障害のある患者さんの食事介助を通してアセスメントする場面 ●

1. 食事の準備

　嚥下の先行期に向けて、食事をするための心と身体の両方の準備をしましょう。

　脳梗塞は脳のどの部位で発生し、麻痺の程度や麻痺側がどちら側かも重要な情報になります。基本的には麻痺側に介助者が立ち、さまざまな援助をします。

　(1)　体位を整える：　入院中の患者さんの食事場所はベッドサイド、ベッド上、車椅子、病棟内の食堂などさまざまです。まずは、どの場所で食事をすることがベストなのかをアセスメントしましょう。患者さんの状態と本人の希望、ADL（日常生活動作）、周囲の環境などを含め、安全性の視点を考慮して総合的に食事場所を決定します。誤嚥の可能性が高い患者さんの場合は、すぐに吸引のできる場所を確保するなどの準備をしておくことも大切です。

　どこで食事をする場合でも、食事がしやすいように適切なテーブルと椅子の高さを調節します。椅子に座り、足を床につけて膝と肘、背もたれは 90° に保つ体位が理想です。車椅子で食事をする場合も、フットレストから足を下ろして床に付ける姿勢が理想です。とくにベッドでギャッチアップして食事をする場合は、45〜80°くらいになるように、背中にクッションなどを入れて誤嚥しにくい体位に調節します。いずれも患者さんとコミュニケーションをとりながら、適切な体位をアセスメントして決定することが大切です。

　(2)　口腔ケア：　食べる前に口をすすぎましょう。とくに高齢者の場合は、唾液などの分泌物も少なくなり口腔内が不潔になりやすくなります。

　食前の口腔ケアは、口腔内の細菌量を少なくする効果があります。食前に口腔ケアをする習慣がない人が多いかもしれませんが、口をすすぐだけでも口腔内の痰や汚れを除去することができ、知覚・感覚の回復を促進しこれから食事をするという意識を高めることにもつながります。

　誤嚥の可能性のある患者さんの場合は、できるだけ食前食後に口腔ケアを行って、口腔内の観察を強化しましょう。

　(3)　配膳セッティング：　食事は患者さんの楽しみの１つであり、自分で自由に摂取でき、美味しく食べることが大切です。麻痺のある患者さんの場合などはとくに機能訓練の効果を高めるために、できるかぎり自己摂取を促すことができるよ

うな配膳セッティングをすることが大切です。

> **配膳セッティング**
>
> 　患者さんが食べやすい位置に白飯・主菜・副菜を配置します。食事に集中できる空間を設定します。臭いや音なども食事摂取に影響をしますので、環境への配慮を心がけましょう。トイレや排泄の介助は、食事直前とならないようにすませ、手洗いやおしぼりなどの準備をします。必要に応じて前掛けエプロンなどを使用します。

2. 食事の介助

　脳梗塞の患者さんの食事介助は、患者さんに意識レベルの変化がないかなどを毎回確認したうえで、嚥下状態の観察をしながら行います。また、すでに誤嚥性肺炎を起こしている場合もあるため、発熱の有無や食前の肺雑音、喘鳴の有無などを食事介助の前・中・後で、しっかりと観察することがとても重要です。小さい変化も見逃さないようにしっかり状態観察を行いましょう。

❶　快適に食べられる姿勢とリラックスできる環境を整える。

❷　適した食事用具を選択し、可能なかぎり自立を促すように介助する。

❸　患者さんが食べたいものを確認しながら順番にゆっくり口に運ぶ。

❹　一口の量は 5 mL（3～10 mL）程度とし、健側の口角から舌の奥にゆっくりとスプーンで口に運ぶ。一度に多くの量を口に入れないよう注意する。

❺　食物の形態を調節する。適当な粘度があると飲み込みやすいため、増粘剤などを使用してとろみをつける。

❻　うまく飲み込めたか口を開けて確認し、口腔内に残っている場合は再度しっかり飲み込むように促す。

❼　患者さんのタイミングで摂取を促す。嚥下失行のある患者さんは、突然声かけをすると混乱してしまうことがあるので、ゆっくり話しながら介助する。

❽　患者さんができることとできないことをアセスメントし、できないことを支援するための自助具を使用して自立を支援する。少しでもできたことを認め励ます。

❾　食欲がない場合は医療チームで話し合い、食事制限がないことを確認したう
えで患者さんの食べたいものが摂取できるように調整する。

❿　食事中にむせ込みがみられた場合は、可能な限り咳嗽を促し、無理に食事摂
取を進めずに担当看護師や医師に報告をする。

> 嚥下・咀嚼障害のサイン
> 　食事中の患者さんの動作を注意深く見守ることが、嚥下や咀嚼障害のサイ
> ンの早期発見につながります。食事に注意が向かない、食行動が中断する、口
> に入れる食物の量が極端に多い、食べこぼしが多い、口の中に食物をためてい
> る、お茶や汁物・白飯でむせる、時間がかかるなどの行動がみられたら要注意
> です。すぐに担当看護師や医師に報告をしましょう。

3.　食事終了後の対応

●　必ず口腔ケアを行い、口腔内の食物残渣を取り除き清潔を保持する。

●　胃逆流しやすい患者さんの場合は、食後すぐに臥床しないようにはたらきか
ける。

4.　食事終了

　食事終了後は、食事前の状態と比較して必要時バイタルサインの測定を行い、意
識状態、顔色、肺音など食後の変化はないか確認していきましょう。

　Point　嚥下障害のある患者さんは、食事中にむせ込みがなくても誤嚥をして
いることがあります。食事前後に聴診器で肺音を聴取することは状態を判断するた
めの大切な観察項目です。喘鳴や肺雑音が出現した場合はすみやかに担当看護師や
医師に報告をしましょう。

　終了後はベッドサイドの環境を整えることも忘れないようにしましょう。

まとめ

　脳梗塞の患者さんは嚥下障害から誤嚥を起こし、誤嚥性肺炎を繰り返してしまうこともあります。また、口から食物を摂取することが困難となり、経管栄養や胃瘻造設を余儀なくされることもあります。

　毎日の食事介助において、飲み込みやむせ込みなどの程度を確認し、無理に食事摂取をつづけずに担当看護師や医師に報告することは、状態の悪化や窒息などの合併症を予防することにつながります。一方で、それらの症状に注意しながら、食事を自身で行えるようにしていくことが自立を促す援助として重要になります。

　食事は本来美味しく、楽しいものですが、脳梗塞後に自身で自由に食事ができなくなってしまった患者さんの場合は、苦痛になってしまうこともあります。患者さんの精神状態や周囲の環境などにも配慮しながら、食事を通して合併症を起こさずに栄養状態を良好に保つことができているか、アセスメントしながら援助していくことが大切です。

2 　COPD で呼吸困難のある患者さんの食事場面

呼吸困難な状態ってどうなっているのだろう？

　慢性の炎症により、気道分泌物が過剰に分泌されたり、気道の変形、狭窄による気道閉塞が起こります。破壊された肺胞は、正常な状態の肺胞と比較してコンプライアンス（肺の伸びやすさ）が増加しているため、肺胞内にたまった空気を肺胞から出すことが困難になります。そのため、肺胞での酸素と二酸化炭素の交換がうまくできず、動脈の二酸化炭素濃度が上昇するガス交換障害の原因になります。肺胞にたまった空気を出すことができず、肺が大きくなる肺過膨張が起きたり、肺の過膨張により横隔膜の平低化が起きたりします。このことから、呼吸困難な状態とは歩行時や階段昇降など身体を動かしたときに息切れを感じる労作時呼吸困難や慢性の咳嗽、喀痰が特徴的な症状です。一般的に、酸素投与の増減により経皮的動脈血酸素飽和度（SpO_2）90％を保てることを目安としています。

　COPD（慢性閉塞性肺疾患）では、低酸素血症により長期酸素療法が必要になります。在宅酸素療法の適応となる患者も多く、適切な指導が必要です。高二酸化炭素血症予防のために低酸素投与（0.5 L/分）からはじめ、呼吸状態を観察して CO_2 ナルコーシスに注意する必要があります。

CO_2 ナルコーシス

　慢性閉塞性肺疾患患者に対して高流量の酸素を投与した場合、高二酸化炭素血症により重症の呼吸性アシドーシスとなり中枢神経系の異常を示します。そのため、医師と連携し血液ガス検査を実施していくことが大切です（3 章 **2** 参照）。CO_2 ナルコーシスの症状として、意識障害、高度呼吸性アシドーシス、自発呼吸の減弱、呼吸促拍、頻脈、発汗、頭痛、羽ばたき振戦、傾眠、昏睡、縮瞳、乳頭浮腫などがあります。とくに、高齢者や慢性呼吸不全などで低酸素血症を起こしている場合は、意識レベル低下から呼吸困難を訴えないことがあるため、呼吸状態や顔色、血液ガスデータの把握が必要です。

では、呼吸困難のある患者さんが酸素吸入を行いながら食事摂取が行えるかの判断をするためのフィジカルアセスメントを実施してみましょう。

何を観察すればいいの？

まずはじめにバイタルサインの測定を行い、意識状態、顔色、呼吸苦や倦怠感の有無など食事の摂取が行える状況かどうかを判断します。また、患者さんがどの程度、日常生活を実施できるか把握していくと同時に、呼吸状態を把握するため食事前に酸素流量と SpO_2 値、主訴、喀痰の量や性状、胸部レントゲンや採血データ、血液ガスの値を確認していきます。

呼 吸 状 態

肺音、副雑音の有無と部位、喘鳴の有無、痰の性状や量、咳嗽、呼吸回数、胸郭の動きを観察します。

（1） 痰の貯留が認められる場合の援助： 痰による気道閉塞により低酸素症を助長することがないよう、気道の清浄化を図る必要があります。

● 飲水や咳嗽を促し、痰を柔らかくして喀出を促す。

● 聴診により痰の貯留場所を特定し、重力を利用した体位ドレナージ（体位変換）を行い、排痰を促す。

● 患者さんが自力で排痰が困難な場合は、ネブライザーや吸引を実施する。

● 吸引は患者の負担が最小限となるように、確実かつ短時間で行う。吸引によって SpO_2 値が低下してしまうことがあるため、値の変化に注意しながら実施する。

（2） 咳嗽に対する援助： 咳が持続することで、呼吸筋の疲労や体力が消耗します。これにより睡眠が十分にとれない場合があるため、睡眠が十分にとれるように援助しましょう。また、咳嗽がつづくと、周囲に遠慮し、精神的ストレスとなっていることがあります。療養環境の調整を図っていきましょう。

COLUMN：6 ● 食事の前に呼吸状態を確認する理由 ●

　COPD は酸素の取り込みや二酸化炭素を排出する機能が低下します。そのため、トイレや食事などの活動により息切れを感じる労作時呼吸困難や慢性の咳嗽や喀痰が特徴的な症状です。このような症状から、低酸素血症を起こしやすいため、呼吸状態を確認する必要性があります。とくに、高齢者や慢性呼吸不全などで低酸素血症を起こしている場合は、意識レベルが低下し呼吸困難を訴えられないことがあります。

　また、呼吸困難感や疲労感が強く出ている際に食事を摂取してしまうことで、誤嚥を起こし誤嚥性肺炎をひき起こすおそれがあるためです。

　呼吸困難感が強いと、患者さんは無意識に浅い呼吸をし、呼吸パニックを起こし、低酸素血症になることがあります。

　呼吸パニックの際は、早く浅い呼吸では肺胞でのガス交換が十分できず、呼吸困難感の増強につながるため、口すぼめ呼吸をする（口をすぼめてゆっくり呼吸をする）ように説明します。

　また、患者さんの気持ちに寄り添うことが必要です。タッチングなどを実施して安心感を与え、落ち着いて呼吸ができるように共感的な態度で支援したり、呼吸が落ち着くまで患者に付き添ったりすることが大切になります。

- 呼吸困難感が強い場合は、酸素流量を上げてほしいと患者さんが希望することがあります。CO_2 ナルコーシスにならないように、まずパルスオキシメーターで SpO_2 の測定を行い、酸素飽和濃度を確認し、適切な酸素投与を行いましょう。
- 動作時は、急いで動作するよりも、ゆっくり動作をしたほうが呼吸困難感が強くならないことを説明します。
- 安定期から呼吸法について指導し、実施できるようにしていきます。
- 食事の摂取が行える状態であると判断したら、患者さんへ説明を行い、許可を得てから行いましょう。

排 便

　呼吸困難感による活動量、食事摂取量の低下、入院という環境の変化から便秘が発生することがあります。そのため、便の回数、便の性状、量、腹部膨満感、腸蠕動音の有無と程度、腹痛の有無と部位を観察します。

便の貯留は、腹部膨満感に伴う患者さんの苦痛と横隔膜の圧迫による呼吸面積の低下により、呼吸負荷の増加や呼吸困難感の増悪につながります。また、便秘が持続することで怒責（いきみ）を繰り返し、息を止めることにより呼吸困難感が増強するため、低酸素状態になることがあります。このようなことから、排便のコントロールが必要になります。

なお、排便の有無だけでなく、腹部膨満感や腸蠕動音を聴取し、普段の排便状態や食事摂取量、活動量もあわせて観察していきましょう。必要であれば内服薬の使用を医師と相談する必要性もあります。

栄 養 状 態

食事摂取量、食事内容、食欲、体重、血液データ（総蛋白 (TP)、血清アルブミン (Alb) など）、食事形態、嗜好品、in-out バランス（水分出納）を把握します。

COPD 患者さんにおける安静時のエネルギー消費は、健常者と比較すると呼吸筋の使用により 120～140％増加しています。肺過膨張や呼吸困難によりエネルギー摂取量も低下しているため、低栄養状態に陥りやすくなっています。また、体重減少は COPD の予後予測因子でもあるため、栄養評価を実施し低栄養が認められる場合には、栄養治療および栄養指導を実施していく必要があります。

COPD の患者さんには、食事を摂取することで酸素消費量が増加し、呼吸困難感の増加、SpO_2 の低下、体力の消耗などの栄養障害が多く認められます。患者さんの栄養状態を把握し、患者さんの状態にあった食事形態や内容、回数に変更しましょう。

さらに in-out バランスを観察することで、浮腫の増減や水分、電解質バランスを確認し、心不全の出現にも注意する必要性があります。

血液データ・血液ガスデータ

- WBC（白血球数）と CRP（C 反応性蛋白）の値から感染の有無や程度を把握。
- O_2 と CO_2 バランスから、体内のガス交換の状態を客観的に評価する。

日常生活動作（ADL）と援助

ADL の状況、援助の必要性の有無、睡眠状態、活動範囲を把握します。

身体を動かすことにより呼吸困難感が出現するため、患者さんがどのくらい生活

動作が行えるかについて把握し、ADL の維持・向上を目指すとともに、患者さんの自立を妨げないように不足部分を補っていきます。呼吸困難感が出現しないようにケアをすることが大切です。

また、呼吸困難のために夜間の睡眠がとれていない場合があるので、睡眠状況を観察します。活動と休息のバランスに配慮して援助をしていきましょう。

呼吸リハビリテーションと呼吸訓練の修得状況

COPD 患者さんの呼吸困難感は、ADL の障害や QOL（クオリティ・オブ・ライフ、生活の質）の低下、運動耐性の低下が認められるため、呼吸リハビリテーションが必要となります。

呼吸リハビリテーションの効果は、呼吸困難感の軽減、運動耐容能の改善、健康関連 QOL および ADL の改善などがあげられます。薬物療法と併用することで効果が期待できるため、以下の呼吸訓練（運動療法）は継続して行っていくことが大切です。

（1）　腹式呼吸：　横隔膜の動きをよくして、効率よく呼吸する方法です。

（2）　口すぼめ呼吸：　鼻から息を吸って、口をすぼめてゆっくりと息を吐き出すことで、気管支の内側に圧力がかかり、呼吸が早くなっても気管支のつぶれを防ぎながら、空気を効率よく吐き出すことができます。

食事前の観察

　患者さんが食事摂取をしてもよい状況であるか、食前の確認を行っていきましょう。

〈着目するポイント〉
- 覚醒状況と SpO_2 値、口腔内の環境、排泄の有無

このようなポイントを観察し、患者さんが落ち着いて食事摂取ができるようにベッド周囲の環境を整えていきましょう。

● COPD で呼吸困難のある患者さんの食事介助を通してアセスメントする場面 ●

1. 覚醒状態と疲労の確認

　身体を動かすことで呼吸困難感と疲労感が出ていないかを確認していきます。また、患者さんは食事の直前まで入眠や仮眠されていることもありますので、必ず覚醒状態を確認しましょう。

　Point　半覚醒の状態で食事摂取すると嚥下の力が低下し、誤嚥をひき起こすおそれがあります。必ず、覚醒状態のよいときに食事介助を実施するようにしましょう。

2. 体位の確認

　患者さんの ADL や安静度の指示、患者さんにとって苦痛が少ないように安楽枕を用いて体位を整えていきます。

椅子に座れる場合	90° ポジションの座位に整える
ベッド上安静の場合	90° に近いベッド（ギャッチ）アップを行う
座位がとれない場合	30° のベッド（ギャッチ）アップを行う

　Point　頸部が軽度前屈位になるように体位を整えましょう。難しい場合は、リクライニングの車椅子やクッション、タオルなどで工夫しましょう。頸部を軽度前屈位に保つことで、軟口蓋が後方へ動き咽頭を閉鎖（鼻の逆流を防止）、喉頭蓋が倒れて咽頭（気道）を閉鎖することで食塊を咽頭から食道入口部に送ることができます。このような体位を保つことで、誤嚥を予防することができます。

3. 排泄の確認

　尿意の確認をし、食事に集中できるように身体面と精神面を整えていきます。尿意や便意のない患者さんの場合は、おむつ内を確認し排泄による汚染のない環境を整えましょう。

Point　トイレ往復時に呼吸困難感や疲労感が生じる場合は、一度休息を行い、食事ができる呼吸状態に落ち着いたことを確認して食事摂取を行いましょう。

4. 口腔内の確認

　口腔内の状態を確認し、舌苔や痰が貯留している場合には、口腔ケアを行う必要があります。また、肺音を聴診し、副雑音や咽頭喘鳴や痰の貯留がある場合は、自己喀痰を促していきます。自己喀痰が難しい場合は、吸引を行います。

　口腔ケアが終了した後は、手洗いや手の清拭を行いましょう。

Point　口腔内が汚染した状態で食事を摂取すると、雑菌も体内へ送り込むことになります。また、味を感じにくい原因にもなります。口腔ケアをすることで口腔内が潤い、誤嚥の予防になります。

　動揺歯や義歯のゆるみが生じている場合は、咀嚼力が低下するため食事の形態を工夫したり、義歯の調整など、歯科との連携が必要になります。

5. 配　膳

❶　配膳直前に、SpO_2 値と顔色や食事に対する主訴を確認する。
❷　酸素チューブに屈曲、閉塞、酸素の残量不足がないか、環境を確認する。
❸　患者さんにとって苦痛が少ないように安楽枕で工夫する。
❹　患者さんの肘が自然につく高さにテーブルを調整する。
　　Point　テーブルが高いと食事の内容が見えにくく、頸部が伸展状態になるため注意が必要です。
❺　エプロンやタオルを胸元に敷き、食べこぼしがあっても病衣が汚れないように配慮する。

6. 食事の介助

❶　SpO_2 値や顔色がつねに見える状態で食事を実施する。
❷　食事の内容を伝え、お茶やスープなどの水分から摂取をしていく。

　Point　口腔内が乾燥していると誤嚥をしてしまうため、はじめに口腔内を潤わせておくことで誤嚥を防ぐことができます。

❸　スプーンの大きさはティースプーン1杯程度にする。

　Point　量が多すぎると嚥下のための力を要することになり、疲労感につながります。反対に微量の場合は嚥下反射を誘発する刺激にはなりません。

❹　主食、副食、汁物などバランスよく交互に摂取できるように食事援助を行う。

❺　SpO₂値や呼吸数、顔色、脈拍、咽頭喘鳴、疲労感に注意して援助を行う。

❻　SpO₂値の低下やむせ込み、疲労感が強い場合は、休憩をはさみながら、患者の状態に合わせて食事援助を実施する。

食事援助をする場合の留意点

● 精神面

　患者さんがどの程度日常生活動作（ADL）が行えるかを把握し、自立を妨げないように不足部分を補いましょう。患者さんは呼吸困難感があっても、自分で摂取していきたい気持ちが強くあります。また、援助をしてくれる人への遠慮も強く抱いていますので、患者さんの自尊心や思いを傷つけないように不足部分を補っていくことが大切です。

● 呼吸状態

　呼吸困難感が出現しないように援助をすることが大切になります。呼吸状態が悪化したときは、SpO₂値に頼るばかりでなく、呼吸音や脈拍数、呼吸回数なども併せて観察する必要があります。

　また、発酵食品、炭酸飲料の摂取は腸内にガスを発生させる原因となります。腸内に発生したガスは腹部膨満をひき起こし、腹部膨満のため横隔膜が押され肺の容積が小さくなるため、呼吸困難感が強くなります。

　一度に多くの量を摂取できない場合は分割食を考慮します。また、食べられるときに食べられるものを摂取していきます。高カロリー、高タンパク質のものを基本とし、分割食や食事内容（嗜好品など）、形態（粥、ゼリー食など）を工夫しましょう。

　COPDの患者さんは低い動脈酸素濃度に身体が慣れてしまい、自覚症状が乏しい場合があるため、煩わしさから経鼻カニューレを外して動いてしまうことがあるので、酸素の必要性を説明していきましょう。

　食後は十分な休憩を取るように説明をします。

- 疲労感やむせ込みが強い場合は食事を中止し、食事の形態が咀嚼状態にあわず疲労しているのか、あるいは誤嚥によるむせ込みかをアセスメントする必要があります（COLUMN：7 参照）。
- 摂取カロリーが不足する場合は、栄養補助食品で補えるように工夫をしていきましょう。
- 食事摂取中にむせ込みや痰が多くなる場合は、吸引がすぐに行えるように、あらかじめ準備をしておきましょう。

● 適切な声掛け

　咀嚼や嚥下の最中に話しかけることは避けましょう。話かけると相手は返答しようとして息を吸い込み、むせ込みや誤嚥のリスクとなるためです。

● 下顎の注意

　下顎が挙上すると口腔内の圧力をかけにくく、また、口腔内と気管が直線的になるためむせやすくなります。食事前には下顎の状態を確認しましょう。軽度頸部の前屈位は、下顎を引くことで口腔内と気管に角度がつくため、むせ込みにくくなります。リクライニングの姿位にした状態でも下顎は引くようにしましょう。

● 食事介助者の姿勢と位置

　介助者が立って食事援助をすると、患者は見上げる体勢となり、無意識に下顎が挙上するため、介助者は横に座り、患者さんと同じ目線になって食事の介助をしましょう。介助の際に向き合うと急かされたり、監視されている気持ちになることもあるため、介助者の位置はとても大切になります。

COLUMN：7　● 食事形態と嚥下力 ●

　食事の形態と嚥下力をアセスメントし、副食を細かくカットする必要性がある場合は、患者さんの体力に応じて介助者が行います。口に含む食塊が大きいことで嚥下に時間がかかると疲労感が増したり、嚥下機能が低下している患者さんには窒息するリスクがあるからです。また、早食いや皿を口元につけて食事摂取する患者さんは、一口量が多くなるためむせ込みや誤嚥、窒息のリスクが高まります。介助者は患者さんのそばから離れずに見守ることも必要になります。

7. 食後の口腔ケア

　食事が終了した後は、歯磨きと含嗽を行います。義歯や部分義歯のある場合は、あらかじめ外した後に歯磨きと含嗽を行いましょう。含嗽の食物残渣の内容を確認し、食事形態の工夫が必要かアセスメントをしていきましょう。また、食事を終えた患者さんへ疲労感や呼吸困難感、食欲、満腹具合を確認しましょう。

8. 食事援助と口腔ケアの終了

　終了後もバイタルサインの測定、SpO_2 の測定を行い、意識状態、顔色、呼吸苦、疲労感の有無など、食事援助を行った後の変化はないか確認していきましょう。終了後はベッドサイドの環境を整えることも忘れないようにしましょう。

ま と め

　安全に食事援助を実施するためには、患者さんの呼吸状態をアセスメントすることや食事摂取のための事前準備、食事援助者の技術、立ち位置が大切になってきます。安全で楽しく食事が摂取できるように、患者さんの性格や嚥下状態を把握し、適切な食事形態を提供できるようにしていきましょう。

　呼吸器疾患の患者さんの場合、一度に多くの量を摂取できない場合は、無理に食事摂取を行ってもらうのではなく、栄養補助食品の追加や分割食を考慮していきます。また、栄養障害が著しい場合は、食べられるものを食べられるときに摂取してもらえるよう家族へ差し入れなどを依頼し、協力を得られるように互いが寄り添えるような看護介入が必要になります。

3 | 下痢がつづく患者さんが腹痛を訴えている場面

下痢って身体のどんな反応なのだろう？

　下痢とは便の中の水分が多すぎる状態で、消化管の水分バランスが崩れてしまった身体の反応です。原因から分類すると腸管運動異常による下痢、浸透性下痢、滲出性下痢、分泌性下痢があります。
　(1)　腸管運動異常による下痢：　蠕動運動が活発になり過ぎて便が腸内にとどまる時間が短縮され、大腸で十分に水分が吸収されないまま排出されることで下痢になることです。
　(2)　浸透性下痢：　体液が腸管内に移ることで下痢になることです。
　(3)　滲出性下痢：　腸管の炎症などにより腸管粘膜から滲出液が多く分泌されることで下痢になることです。
　(4)　分泌性下痢：　毒素やホルモンや毒物などの刺激により腸管壁からの分泌物が増加し、下痢となることです。
　患者さんの腹痛の状態を知るためには、腹痛の位置や程度・間隔、嘔気や嘔吐の有無、食欲の有無、便の症状、排便回数や失禁の有無、腸蠕動音、ストレス要因の有無、腸疾患の有無、使用している薬剤の確認をする必要性があります。

　では、下痢による腹痛への看護の判断をするためのフィジカルアセスメントを実施してみましょう。

何を観察すればいいの？

　まずはじめに腹痛の位置と程度を確認し、フィジカルアセスメントが行える全身状態かどうかを判断します。また、便意が出現しているときや、嘔気や腹痛が強く出現しているときには、トイレへの誘導や腹痛の緩和への配慮が必要となり、早急

な医療処置が優先されます。

> 観察の留意点
>
> ● 腹部の触診や打診は刺激になるため、フィジカルアセスメントを行う前に患者さんに説明をして承諾を得ましょう。また、打診や触診により、腸蠕動を亢進してしまう可能性もあるためアセスメントの順番を確認して行いましょう。
>
> ● 姿勢は、仰臥位で膝を屈曲させて、両手は体の横に置いてもらいます。なお、仰臥位は嘔気の誘因にもなるので、嘔気の有無も確認しましょう。
>
> ● 下痢は腹部を冷やすことで亢進や誘発をしてしまう可能性があるため、フィジカルアセスメント実施者の手は温めておき、聴診器も手で温めてから使用しましょう。
>
> ● 肌を露出することに対する患者さんの羞恥心や保温にも配慮が必要です。バスタオルで覆いながら露出は最小限にしましょう。

● 下痢で腹痛のある患者さんのフィジカルアセスメントの視点 ●

　下痢は突然症状が出現するため、フィジカルアセスメントの順番に沿って解説していきます。

1. 医療面接

❶ 既往と現在の疾患
❷ 嘔気、嘔吐の有無
❸ 食欲の有無、食事の指示がある場合には食事内容の確認、食事の摂取量
❹ 水分摂取状況、摂取量、点滴投与量など、下痢の回数、下痢の便の性状
❺ 腹痛の位置、程度、出現回数と間隔
❻ 点滴による治療の有無、血液データ（炎症反応、感染徴候に関連するもの）

COLUMN：8 ● 痛みの強さを理解する ●

　痛みの強さを理解するためには客観的にとらえることも１つの方法です。その１つ
に NRS というものがあります。これは、痛みを 0 〜10 の 11 段階に分けて「0 はまっ
たく痛みがない」「10 は考えられる中で最大の痛み」として点数で問うものです。数
値（Numerical）で評価（Rating）をつける尺度（Scale）なので NRS とよびます。患者さ
んが理解しやすく答えやすいものを、医療者と患者さんが共通のものとして使用して
いくことで一定の評価が可能となります（p.79 も参照）。

2. 視　診

　嘔気、嘔吐の有無を確認します。嘔気が出現しているときは、ベッドをギャッチ
アップして苦痛のない範囲で座位にします。座位にすることで、誤嚥を予防するこ
とができます。ガーグルベースンを患者さんの手元に準備します。

3. 聴　診

腸蠕動音の聴診をします（p.58 表 2-5 も参照）。

［正　常］	ゴボゴボ、グルグルという音が、腹部のどの場所でも不規則に 5 〜30 回/分ほど聞こえる
［異　常］	腸蠕動音の亢進、減弱、欠如の程度

Point　蠕動音は回盲弁の領域（9 分割法の⑦、p.55 参照）で聴取されるため、
右下腹部の回盲弁領域が聴取しやすいです。そして腸蠕動音の有無だけを確認する
場合はどこか 1 カ所のみの聴取でも可能です。

4. 打　診

　腹痛が強くある場合には行わず、疼痛部位を患者さんに指し示してもらうことで
部位の疼痛の有無を確認します。

5. 触　診

　患者さんがリラックスして、腹壁の緊張が解けるようにする環境が必要です。また、腹痛が強くある場合には、短い時間で行うことが大切です。

［正　常］	圧痛や腫瘤がなく、腹部はやわらかく弛緩している
［異　常］	疼痛や表在性の腫瘤や陥没の有無、激痛

フィジカルアセスメントの留意点

● 既往に消化器疾患がある場合、原疾患による腹痛の可能性を考慮しましょう。

● 嘔気や嘔吐を訴えているときには、消化管の蠕動による影響が考えられます。誤嚥予防の姿勢（頸部前屈、側臥位で上半身を傾斜など、気管に入りにくい角度や向き）で腹痛を緩和できる姿勢に整えましょう。

● 消化機能の確認のため吐物の性状を確認し、食事が出ている場合はいったん下膳しましょう。

● 下痢により体内の水分バランスが乱れている可能性があります。脱水のリスク、電解質バランスくずれのリスクをアセスメントするために、in-out バランス（体内に入った水分量と体の外に排出された量）の確認を行いましょう。

● 下痢による腹痛の回数や程度は、腸蠕動の亢進の程度や下痢に関連した疾患の状態が変化している可能性があります。そのため下痢の出現回数や頻度、間隔を理解することは、患者さんの下痢による腹痛を緩和するケアのアセスメント情報につながります。

● 内服薬の種類、点滴の内容によっては（抗菌薬など）下痢を誘発する可能性があります。投与している点滴や内服薬の内容を理解することは、副作用症状による下痢であると判断することができます。また、下痢が感染症から発生している場合は、患者さんも医療者も感染予防行動が大切になってきます。

6. ケアの方向性

　下痢を伴う腹痛の緩和に対するケアには、患者さんの安静を確保する、腹部を保温するなどの方法があります。これらは、副交感神経を優位にすることで症状や苦痛の緩和につながります。また、下痢が頻回にみられる場合は、排泄回数の増加、pH バランスのくずれにより排泄物が変化します。このことで、陰部や肛門周囲の皮膚トラブルの発生リスクが高くなります。

　下痢便の性状には、泥状、水様性などがあります。泥状の便は、便の境目がほぐれていたり不定形で、水様性の便は、固形物を含まず液体状で、粘液、血液などが感染などにより混在することもあります。

　腹痛緩和を進めるとともに、皮膚トラブルでこれ以上苦痛を与えないように、排泄部位の清潔ケアを意識して行っていきましょう。

ま と め

　腹痛を伴う下痢は、痛みだけでなく排泄の回数が多くなり、疲労もみられます。下痢と腹痛という苦しみの緩和のみではなく、精神的なケアも必要になってきます。また、患者さんの ADL によっては排泄環境やベッド周囲の環境をアセスメントし、患者さんの ADL を低下させないことも必要となります。そのためには、症状緩和と日常生活がより快適におくれるように、患者さんに寄り添いながら医療の提供や日常生活援助という看護介入をしていくことが必要となります。

| 4 | 便秘がつづく患者さんが腹痛を訴えている場面 |

便秘って身体のどんな反応なのだろう？

　便秘とは便を十分にかつ快適に出し切れない状態、便を出すのに苦痛のある状態です。排便の周期は 1 人ひとり異なるため、便秘の確認には、患者さんの排便の周期を確認することが大切です。

便秘の症状

(1)　腸の動きが悪い（腸管運動機能）。

(2)　腸の送り機能はよいが直腸で便が滞っている。

(3)　上記 (1) と (2) の両方
　　　直腸の便が貯留したままだと、出口が詰まり腸のはたらきが低下してしまうことがあります。

(4)　上記 (1) の腸管運動機能に関する便秘には、弛緩性便秘、痙攣性便秘、後発性便秘があります。また、骨盤底臓器脱による便秘、痙攣性肛門挙筋症候群による便秘、疾患に関連する便秘も含まれます。

　　Point　便秘の患者さんは、症状の程度により腹部症状の出現など身体の動きが制限されることもあり、フィジカルアセメントを行うタイミングを検討する必要があります。腹痛の程度、便の性状や回数、食事や水分摂取の量など、患者さんの症状や日常生活動作（ADL）によって違いがあり、1 人ひとりの身体の状態に合わせる必要があります。

　では、患者さんの苦しそうな状態を緩和するためのフィジカルアセメントを実施するとともに、どんな看護が必要になるのかを考えてみましょう。

　まず、患者さんにご挨拶をしてから、腹痛の位置と程度を確認し、フィジカルアセスメントが行える身体状態かどうかを判断します。

何を観察すればいいの？

　患者さんは、苦しそうな表情で自分のお腹に手を当て「の」の字を書くような
マッサージをしていました。

> 観察の留意点
> - 便秘の患者さんは、腹部膨満感やそれに伴う心窩部の圧迫感を感じてい
>   ることがあり、仰臥位になることは嘔気を誘発する要因になることもあ
>   ります。そのため、側臥位や膝を屈曲させて腹部の緊満を緩和できる姿勢
>   を促すなどの苦痛を増強せず緩和できるような配慮が必要です。
>
> - 病室のカーテンを閉めプライバシーを守る環境を整えましょう。フィジ
>   カルアセスメントの実施者は手を温めておき、聴診器も手で温めて患者
>   さんに苦痛を増やさないために看護師の関わる環境も整えましょう。
>
> - 腹部を露出するため患者さんの羞恥心や保温に配慮が必要です。バスタ
>   オルで覆いながら露出は最小限にします。

● 便秘で腹痛のある患者さんのフィジカルアセスメントの視点 ●

　便秘の有無はバイタルサイン時に確認することが多くあります。以下にフィジカ
ルアセスメントの順番に沿って解説していきます。

1. 医療面接

❶ 既往と現在の疾患と状態（便秘の出現の時期と経過）
❷ 最終排便日と排便の間隔、便の性状（色、臭い、形状）、嘔気や嘔吐の有無、
　腹痛の有無と程度および出現間隔、排ガスの有無と性状、残便感の有無、腹
　部膨満感の有無、便意の有無、粘液や血液の混入の有無、排便時の痛みの有
　無
❸ 食欲の有無、食事の指示がある場合には食事内容の確認、食事の摂取量
❹ 水分摂取状況、摂取量、点滴投与量など

❺　点滴による治療の有無、血液データ（炎症反応、感染徴候に関連するもの）

❻　日常生活での運動量、リハビリや歩行などの活動内容と量

Point　　口腔から食べたものが体外に排泄されるまでの通過時間は、咀嚼状態、食べものの種類、年齢などによっても異なりますが、

口腔　➡　胃（3〜5時間）　➡　小腸（5〜15時間）　➡　大腸（9〜21時間）　➡　排泄
24〜72時間もの長い消化管という旅路を経るといわれています。

2. 視　診

腹部の皮膚表面の異常の有無、静脈の怒張の有無を観察します。

［正　　常］	皮膚色は一色、なだらか、左右対称で平坦か円形
［異　　常］	左右非対称、膨隆や膨満、不自然な凹凸など

3. 聴　診

患者さんがリラックスして、腹壁の緊張が解けるようにする環境が必要です。

［正　　常］	ゴボゴボ、グルグルという音が腹部のどこでも不規則に5〜15秒ごとに聴取できる。部位は腹部の1カ所で聴取する
［異　　常］	腸蠕動音の亢進、減弱がないか確認する

Point　　腸管は大きな腹膜という袋にはいっているため、そのなかで「ゴボゴボ、グルグル」などの音を立てています。そのため複数カ所で聴診しても、複数回聴いたことにはなりますが、お腹は1つの大きな袋なので、数カ所で聴いてもそれぞれが別々に鳴っているわけではありません。

4. 打　診

腹痛が強くある場合には行わず、疼痛部位を患者さんに指し示してもらうことで腹痛の部位と有無を確認します。

5. 触 診

　患者さんがリラックスして、腹壁の緊張が解けるようにする環境が必要です。また、腹痛が強くある場合には、実施をしないことも必要です。

［正　常］	圧痛や腫瘤がなく、腹部はやわらかく弛緩している
［異　常］	疼痛や表在性の腫瘤や陥没の有無、筋性防御（腹筋か緊張して抵抗がある）

フィジカルアセスメントの留意点

● 既往に消化器疾患がある場合、便秘が出現する可能性についてアセスメントしましょう。

● 最終排便日と排便の間隔には個人差があります。毎日排便のある人や数日に１回の人もいます（たとえ毎日排便があっても、苦痛や残便感がある、量が少ない、硬いなど、すっきりしない状態な場合もあります）。

● 便秘がつづくことにより腹部膨満感が出現し心窩部を圧迫されて食欲が低下することがあります。そして水分含有量の少ない食生活により便が硬くなり、消化管の消化と排泄運動に負担がかかり便秘に傾くことがあります。

　Point　経口による水分を多くすることにより、食物繊維が腸管を移動中に水分を吸収して膨らみ、便の量を増加させます。それにより便が水分を含有し、腸管内での便の移動が滑らかになり、同時に増大した便がさらに腸壁を刺激して排便が促進されます。

● 便秘が消化器疾患から発生している場合、点滴による治療の有無、腹部の画像検査、血液検査（炎症反応、感染徴候に関連するもの）の結果を確認しましょう。

● 苦痛のない範囲での離床を進めます。歩行することで腸管の蠕動運動が促進され腹圧が高まることによって排便が促進されます。また、日常生活での適度な運動（リハビリテーションや歩行）などの活動は、自律神経のバランスが整うことにより、腸管の動きが改善する可能性があります。

　Point　腸蠕動を促進するための自動的・他動的な促しがあります（腸管を刺激して血液循環を良好にして腸管の蠕動を亢進させます）。

COLUMN：9　●　腸蠕動を促進するための自動的・他動的な促し

- 腹式呼吸：横隔膜の運動により腹筋に力が入ります。腹式呼吸を心掛けることでも腹腔の内圧に変化が生じます。

- 「の」の字マッサージ：1回5分程度、1日2～3回、腹壁が1～2cmくらい沈むくらいの圧で、ゆっくり両手指で臍の下から「の」の字を描きます。可能であれば、膝を少し曲げて腹壁の緊張を緩和する姿勢で行いましょう。

- 腰背部の温罨法：腸管の運動を促進させます（低温やけどに注意が必要）。しかし、腹部の急性炎症がある場合は行ってはいけません。

- リラックスできる環境を整える：副交感神経の動きが高まり蠕動運動が活発になります。

6. ケアの方向性

　便秘に伴う腹痛緩和の看護は、患者さんの苦痛の判断とケアという実践的な介入とともに、患者さんの日常生活への改善、水分摂取を進めていくことや排便習慣を整えるために、生活リズムを整えていくなどの日常生活に対するケアを行っていく必要があります。そして、排泄後の処理として便が硬く肛門周囲の痛みを伴う場合には、温水洗浄機での洗浄やトイレットペーパーはこすらずに押さえるように拭くなどの皮膚トラブルの予防を行っていきましょう。

ま　と　め

　腹痛のある便秘は、痛みだけでなく腹部膨満感やそれに伴う嘔気や食欲の低下などの症状をともなっていることもあります。便秘のみでなく苦痛症状がある場合には、症状に応じて精神的なケアやリラックスできる排泄環境も必要になります。そして、身体を動かしたり、水分を多めに摂るなどの日常生活の改善により症状も改善し、排便習慣を整え、気持ちよく日常生活が送れるように、患者さんに寄り添いながら看護ケアを実践していきましょう。

5 心不全のある患者さんの清拭場面

心不全ってなんだろう？

　生活習慣病やさまざまな基礎疾患、加齢などが原因となり、心機能、とくに左心室のポンプ機能が低下したことで起こります。生命維持のために必要な心拍出量を維持するポンプ機能が破綻し、心拍出量低下、末梢循環不全、肺・体静脈系のうっ血をきたし、体内の血液循環が障害され、全身の器官に十分な酸素が行き渡らない状態となり、日常生活に支障が生じます心不全は、分類方法によりいくつかの種類に分けられます。

　心不全の患者さんはさまざまな病態を示すため、「何によって心不全になっているのか」を考えながら援助することが重要です。

　慢性心不全か急性心不全かにより、

- 清拭を短時間で実施するのか？
- 清拭時の体位は臥位あるいは座位で行うのか？
- 看護師 1 人の介助で行うか？　 2 人以上で行うのか？

患者さんの状態によって介入の仕方も変わります。

　また、身体の動きが制限されるため、清潔ケアの実施が難しくなります。心不全の程度は患者さんによって異なるので、1 人ひとりの身体の状態に合わせた援助を提供していく必要性があります。

　では、心不全のある患者さんに清潔ケアが行えるかを判断をするためのフィジカルアセスメントを実施してみましょう。

何を観察すればいいの？

　はじめにバイタルサインの測定を行い、意識状態、呼吸状態（呼吸困難の有無

「息苦しさ」、呼吸の速さ・深さ・呼吸回数・胸郭の動きの左右差）、呼吸をする際
の安楽な体位、顔色、冷感、チアノーゼ、倦怠感の有無など清潔ケアが行える状況
かどうかを判断しましょう。意識状態は清明な場合が多いですが、清拭中に意識レ
ベルが変化する可能性があるため意識レベルを観察します。清拭中、問いかけに対
してうなずきや会話をしている意識清明な状態から、急に返答がなくなることもあ
ります。

　ケアを行っていく前に、同一体位および胸水貯留により呼吸困難が出現する場合
があるので、あらかじめ胸部Ｘ線写真で心胸部比（CTR）や肺野陰影などを確認
し、呼吸困難の有無やその患者さんにとって安楽な体位を確認してから患者さんの
ペースに合わせてケアを行いましょう。

> ### ケアの前に安楽な体位を確認する理由
> 　意識レベルや呼吸状態を把握しないことで、ケア中に呼吸困難の増強や心
> 不全の悪化をひき起こすおそれがあるためです。心不全の悪化では、意識状態
> の変化、呼吸困難が増強した際、多量な冷汗や呼吸数の増加、心拍数の増加、
> 臥床していると急に呼吸が苦しくなり座位や側臥位になるなど身体がじっと
> していられない状況にもなり、心不全を重症管理しなくてはならない状況を
> ひき起こします。

● 心不全で息苦しさのある患者さんの清拭ケアを通してアセスメントする場面 ●

　Point　心不全で「息苦しさ」のある患者さんの負担を最小限にするために、
看護師は必ず2人で介助を行います。2人で行うことで、時間短縮につながり、体
位変換の回数を減らすケアが提供できるため、患者さんの苦痛を最小限にすること
ができます。2人で行う場合は、1人が身体を支え、1人がケアを行うようにしま
しょう。

1.　寝衣交換（脱ぐ）

　寝衣は、患者さん自身が楽な側臥位、または仰臥位の状態で脱いでいきます。側
臥位にする理由は、肺野に胸水が貯留しているほうを下にした体制が楽だからで

す。側臥位ができない場合は、仰臥位の状態で、左右片方ずつ脱がせていきます。

　　Point　ベッド柵につかまることができ起坐位をとることができるか、仰臥位で膝立てや腰上げの動作が可能かを観察しながら、患者さんに負担のないようケアを実施しましょう。

　　Point　冷感・発汗・腹部膨満感がある場合、ワンサイズ上の病衣を準備しておくとよいでしょう。肌着の着用を希望される場合は、前開きの肌着を準備することで、着脱時の労作の負担軽減につながります。

2. 清　拭

　清拭を行いながら、呼吸回数の増減や呼吸困難感の有無、胸郭の動きが左右対称か、チアノーゼの有無、心電図モニターの装着時は、心拍数の増減がないかなどが観察のポイントになります。そのほか全身の皮膚の状態や発汗・胸郭の動き、背部を含めた浮腫、下肢の浮腫、循環障害を観察します。

　心不全で息苦しいとき、患者さんは自分にとって安楽な体位を好み、長時間同一体位になる場合があります。心不全による発汗のせいで皮膚が湿潤環境にあること、また浮腫（COLUMN：10）がある場合、皮膚の状態は脆弱になっているためスキントラブルを起こしやすい部分になります。とくに皮膚が2面で接している関節部分は、汗や分泌物が付着し湿潤しやすいため、発赤やびらん、表皮剝離などのスキントラブルが起きやすくなります。皮膚の発赤、びらん、表皮剝離の有無を観察していきましょう。なお、表皮剝離および褥瘡の発生を事前に予測し低減するための評価スケール"ブレーデンスケール"については、次項 **6** の「関節拘縮のある患者さんの清拭場面」を参照して下さい。

> **息苦しさ＝呼吸困難感は呼吸不全や心不全のどちらでも出現する症状**
> 　呼吸困難感がある患者さんは「息苦しい」「息がしにくい」「息が切れる」などと訴えることが多いでしょう。訴えがない、あるいは訴えられない場合も、安静にしている状態で「はぁはぁ、という荒い呼吸音が聴こえる」「肩で息をしている」などがみられたら、呼吸困難の状態であることがわかります。いつもより苦しそうな、つらい表情などを見分けて、痛いのか、苦しいのか、どの

ようにすれば楽になるかなどを尋ね、意思疎通を心がけます。

　呼吸不全は心不全の場合にもみられる症状で、酸素が足りないことを示しています。原因としては、酸素が十分に取り込めていない、ガス交換がうまくいかない、酸素をうまく運べていないなどが考えられます。それらをもたらしているのが心不全か、呼吸不全か、あるいはその他の疾患かで、現れ方や随伴症状に違いがあるので、それぞれの特徴を踏まえてアセスメントするようにします。

- 上半身を清拭する場合の観察：意識レベル・顔色・呼吸パターン・呼吸困難感・皮膚の湿潤や乾燥の有無、発汗と上半身の浮腫の有無
- 下半身の清拭の場合の観察：下腿の浮腫の有無
- 長期臥床の場合の観察：尖足の有無、褥瘡の有無

Point　臥床状態で清拭する場合、患者さんの「息苦しさ」や臥床している際の呼吸パターンの変化などを観察し、患者さんと意思疎通を図りながら、体位変換は最小限にし、患者さんの呼吸に負担を与えない状態で実施することが大切です。

3. 体位変換

　背部の清拭を行うために体位変換し、側臥位になったときに、骨突出部位や皮膚の発赤、湿潤、乾燥状態、円背の程度を観察します。拘縮している患者さんは、長期臥床していることが多いため、褥瘡のリスクが高まります。褥瘡予防のために除圧の必要な部分を把握することが必要になります。

4. 寝衣交換（着る）

　仰臥位での寝衣交換は、患者の身体的な負担を軽減するために、身体の上側をすべて拭き、側臥位にして背面を拭きながら、寝衣交換も同時に行います。その後、仰臥位にし、反対の側臥位にして、清拭できなかった部分の清拭を行い、寝衣交換も同時に行うと患者さんに負担なく寝衣交換ができます。

COLUMN：10 ● 浮 腫 ●

　浮腫とは、細胞と細胞の間の水である組織間液（間質液）が過剰に貯留する状態です。発熱や疼痛などに比べ、緊急性は低いように感じるかもしれませんが、浮腫の程度によっては呼吸困難や体動困難をきたし、褥瘡ができるなどの苦痛もともなってきます。浮腫の鑑別を早めに行い、適切な治療や看護・ケアを行うことが大切になります。

　浮腫液のおもな成分は NaCl、つまりナトリウムです。指で押さえると、離した後にも押した痕が残るもの（圧痕性浮腫）は移動性の水分貯留が起こっている証拠です。心不全でナトリウムの貯留や低アルブミン血症、心機能低下があると、全身性の浮腫が起こります。炎症や外傷では局所性に浮腫が起こります（ 注意 　浮腫が高度になると肺水腫や心不全を起こし、命に関わる重篤な状態に陥ります。そのような緊急事態にはならなくても、普段から浮腫がある場合には、高血圧や頸静脈の怒張などを招き、心血管系の疾患をひき起こすおそれがあります）。

　また、肝硬変や肝腫大（悪性腫瘍）などの随伴症状で腹水をきたすことがあります。腹水はアルブミンが減少し膠質浸透圧が低下すると血管内の水分が腹腔内に漏出することで起こります。肝腫大や腹水から腹部膨満感などの腹部症状までつながりにくいかもしれませんが、患者さんは意外に腹部の膨満感などはがまんしてしまうことが多いようです。看護師側から「お腹が張って苦しくないですか？」と声をかけてはじめて症状を言ってくださる患者さんもいます。

　浮腫のある部分の皮膚は、伸展し血液循環が悪くなっているため外傷を起こしやすく、小さい傷でも浮腫液が流れ出るため治りが悪いことに対しても注意が必要です。

浮腫をみるときのポイント！　まず全身性か局所性かを見ます。

- 足背など下肢のむくみ

- （身体のだるさなどは感じるが感覚が鈍り）患者さん自身は自覚がないこともある

- 血管やリンパ管から浸み出した水分が、皮下組織に貯留して起こる

- 歩行可能な患者さんは、重力の影響で下肢から起こる

- 臥床している患者さんは、背部や陰部、とくに仙部や陰嚢に見られる

- 尿量・体重の推移、食事や飲水量、１日の塩分摂取量なども観察する

5. 清拭終了

　終了後もバイタルサインの測定を行い、意識状態、呼吸状態、顔色、倦怠感の有無など清拭を行った後の変化はないか確認していきましょう。

　終了後はカーテンを開けて、ベッドサイドの環境を整えることも忘れないようにしましょう。

ま　と　め

　心不全の患者さんはさまざまな病態を示すため、「どのような原因で心不全になっているのか」を考えながらケアしていくことが重要です。慢性心不全か急性心不全かどうかでケアの仕方も変わります。

　慢性心不全の患者さんは、つねに身体に負荷がかかった状態となっているため、脈拍が180回/分あっても動悸を感じなかったり、顕著な浮腫に気づかなかったりする人もいます。そのため、患者さんの訴えを鵜呑みにせず、客観的な情報からアセスメントすることが大切です。

　患者さんの症状を客観的にアセスメントしながら、患者さんに寄り添いながら、ケアをしていくことが必要となります。

6　関節拘縮のある患者さんの清拭場面

関節拘縮ってなんだろう？

　長期臥床や体動困難な状態など同一体位で過ごす時間が長くなると、皮膚や筋肉の関節周囲の軟部組織が収縮し、結果的に関節可動域制限を起こします。とくに、長期臥床による廃用症候群、脳血管障害、神経性の疾患、骨折、疼痛など身体を動かさないでいることによって生じる二次的障害のことです。

　拘縮のある患者さんは、体の動きが制限されるため、清潔ケアの援助が難しくなります。拘縮の程度は患者さんによって異なるので、1人ひとりの身体の状態に合わせたケアを提供していく必要性があります。

　では、関節拘縮のある患者さんに清潔ケアが行えるかの判断をするためのフィジカルアセスメントを実施してみましょう。

何を観察すればいいの？

　はじめにバイタルサインの測定を行い、意識状態、倦怠感の有無など清潔ケアが行える状況かどうかを判断しましょう。

　また、ケアを行う前に、どの部位に拘縮が強く現れているかなど、拘縮の部位と状態と程度、関節可動域、疼痛の有無を確認していきます。関節可動域や関節の状態について把握していないと、ケア中に脱臼や骨折をひき起こすおそれがあるためです。

● 関節拘縮のある患者さんの清拭ケアを通してアセスメントする場面 ●

Point　拘縮範囲が広範囲の場合は、患者の負担を最小限にするために、看護

師2人でケアを行うことで、患者さんの苦痛を最小限にすることができます。2人で行う場合は、1人が身体を支え、1人がケアを行うようにしましょう。

1. 寝衣交換（脱ぐ）

　寝衣は、健側や拘縮がないほう、または拘縮の強くないほうから脱いでいきます。袖を抜く前に肩関節、肘関節、手関節の可動域を確認していきます。

　Point　関節可動域が狭ければ、ワンサイズ上の病衣を準備しておくとよいでしょう。肌着の着用を希望される場合は、前開きの肌着を準備することで、拘縮部分の負担軽減につながります。

2. 清　拭

　清拭を行いながら、全身の皮膚の状態や筋肉、骨格の状態、下肢の浮腫や循環障害の有無を観察します。

　拘縮部位はスキントラブルを起こしやすい部分になります。ケアの際は、拘縮している内側の皮膚の観察を行いながら清拭を行いましょう。とくに、皮膚が2面で接している肘関節、膝関節などは、汗や分泌物が付着し、湿潤や浸軟しやすいため、発赤やびらん、表皮剥離などのスキントラブルが起きやすくなります。拘縮部位の発赤、びらん、表皮剥離の有無を観察していきましょう。

COLUMN：11　●　表皮剥離および関節可動域訓練　●

　表皮剥離とは、掻爪などにより生じる表皮の線状小欠損や擦過傷あるいは擦り傷のことです。深さは一定せず、やや深い場合には漿液、血液がにじみ出て血痂を生じ、軽度の瘢痕を残すこともあります。一般的には瘢痕を残さずに治癒します。

　関節可動域訓練とは、関節可動域が狭くなっていたり、関節の拘縮、強直が予測される場合に、その改善や維持、予防を図る目的に行われるリハビリテーション訓練です。

Point　関節の可動域を把握するために、ベッド柵につかまることができるか、仰臥位で膝立てや腰上げの動作が可能か、清拭中の患者さんの動作から現在の身体機能を把握し、患者さんが行える部分は協力してもらうことでリハビリテーションを兼ねることができます。

- 上半身を清拭する場合の観察：　肩関節、肘関節、手関節の可動域、腋窩の皮疹・汗疹、指間の湿潤、乾燥の有無
- 下半身の清拭の場合の観察：股関節、膝関節の可動域や尖足の有無

Point　拘縮部位を無理に広げようとすると痛みが生じる場合があります。拘縮部位の清潔を保つためには、タオル清拭や手浴・足浴など、拘縮の程度に応じて清潔ケアの方法を選択するようにしましょう。

関節による圧迫状態や爪のくい込み、汚染が持続することで褥瘡や汗疹、白癬、臭気の原因となります。その際はせっけん清拭や部分浴を行い、清潔を保持し、白癬や爪による皮膚損傷を予防していくことが大切です。

なお、麻痺のある患者さんは、運動障害だけではなく、知覚障害をともなっていることがあります。そのため、麻痺側では、清拭で用いる熱いタオルが当たっても気づきにくいため、健側にタオルを当て患者さんに温度の確認を行うことも大切です。

3. 体位変換

背部の清拭を行うために体位変換し、側臥位になったときに、骨突出部位や皮膚の発赤、湿潤、乾燥状態、円背の程度を観察します。拘縮している患者さんは、長期臥床していることが多いため、褥瘡のリスクが高まります。褥瘡予防のために除圧の必要な部分を把握することが必要になります。

褥瘡の発生を事前に予測し低減するための評価スケールにブレーデンスケールがあります。評価項目は「知覚の認知」「湿潤」「活動性」「可動性」「栄養状態」「摩擦とずれ」で構成されています。このスケールは最も一般的で、発症予測においても信頼性が高く、有効活用することにより褥瘡発生率を 50〜60％低減できるといわれています。

4. 寝衣交換 (着る)

　病衣を着る際は、患側または拘縮の強いほうから着るようにします。麻痺のある患者さんは、麻痺側から実施します。関節拘縮がある場合は、リハビリを行いやすくするために、寝衣はズボンを選択するとよいです。

5. 清拭終了

　終了後もバイタルサインの測定を行い、意識状態、顔色、倦怠感の有無など清拭を行った後の変化はないか確認していきます。

　終了後はカーテンを開けて、ベッドサイドの環境を整えることも忘れないようにしましょう。

ま　と　め

　清拭は、温熱作用にマッサージ効果が加わり、関節拘縮や筋萎縮した部分の血流を促進し、筋緊張を緩和させていく効果もあります。この効果を利用し、関節可動域訓練を取り入れ、適度に関節や筋肉を動かすことにより、関節拘縮や筋萎縮の緩和にもつながります。

　関節拘縮の改善には、患者さんの気持ちや意志も必要になってくるため、前向きにリハビリテーションに取り組めるように患者さんに寄り添いながら看護介入していくことが必要となります。

7	脳梗塞で麻痺のある患者さんの車椅子移乗場面

脳梗塞による麻痺の患者さんの特徴は？

　脳梗塞は、脳内での発症部位と範囲により障害の部位・程度などが異なるため、麻痺にも個人差があります。また、突然の発症により身体が思うように動かず、今まで自立して生活していたすべての行動が1人でできなくなり、患者さんは混乱と焦りを感じ絶望感に至るケースも少なくないです。発症直後から急性期リハビリテーションが開始され、回復期リハビリテーションへと移行しながら精神および身体機能の回復に努めます。

　突然の発症により、身体機能の低下と麻痺による運動機能への障害が見られることで、患者さんは現状の認知ができずに1人で行動をしようとします。そのため、危険性を説明しても単独歩行による転倒や、ベッドからの転落などを起こしやすくなります。

　では、脳梗塞で麻痺のある患者さんの車椅子移動の介助場面を通して、フィジカルアセスメントを実施してみましょう。

何を観察すればいいの？

　心房細動などの不整脈を伴うことがあるため、脈拍数と心拍数の数値の差に注意しましょう。橈骨動脈での触知だけでは心拍数の値を低く評価してしまうことがあります。実際の脈拍数、心電図モニターの脈拍数や心音の聴取などを併用して脈拍と心拍数の差がないか確認しましょう。

　【観察項目】　立位保持ができるか、理解力、意識レベル、上下肢麻痺の程度

●　脳梗塞で麻痺のある患者さんの車椅子移動介助を通してアセスメントする場面　●

1. 移動の準備

　車椅子に移動するには、事前の準備が大切です。基本的には麻痺のある患者さん
は、健側から乗降できるようにベッドの位置を調整します。

車椅子の安全確認

　車椅子は使用前に安全確認のための使用前点検をします。タイヤの空気が抜けて
いないか、フットレストは壊れていないか、動きはスムースか、ブレーキはきちん
と止まるかなどの確認をします。
　患者さんの理解度をアセスメントして、危険行動をとる可能性があると判断した
場合は、必要に応じて安全ベルトを用意します。また、座位における仙骨部や臀部
の褥瘡のリスクなどを考慮して、座面に低反発クッションを準備します。

患者さんへの説明

　発症後に初めて車椅子に乗る患者さんには、移動時の身体の動かし方や立位保持
の方法、移動時に掴まる場所や体重の移動方法などを事前に説明を行います。その
際リハビリテーションのスタッフと情報共有を行い、同様の説明を行うようにしま
しょう。
　患者さんは、発症前の元気で自立していた状態から、現在の障害がある状態への

COLUMN：12　　最適な援助と支援方法

　高次脳機能障害があり失語症や失行を伴う場合は、物事の順序や介助を依頼する手
段がわからないため、麻痺があるにもかかわらず1人で移乗しようとしてバランスを
崩したり、移乗後にナースコールがあったりします。動作手順は手を添えて介助し、
身体で覚えてもらう訓練が必要となります。聴覚的理解も低下しているため、視覚情
報をもとにして繰り返し訓練することも大切です。視覚でインプットできるように、
何度も実際に実施する中で、聴覚障害や運動麻痺の程度も合わせて観察し、患者さん
の機能回復の程度をアセスメントしながら最適な援助と支援方法を考えましょう。

変化をすぐには受け入れられません。そのため自分1人でできると思い、車椅子への単独移動をしてしまう傾向があります。患者さんの思いを尊重しながら、介助者とともに移動することを理解していただくように説明することが大切です。

2. 移動の実際

　移動までの動作は、❶ 寝返り → ❷ 起き上がり → ❸ 坐位の保持 → ❹ 立ち上がり → ❺ 車椅子に乗るまでの一連の行為が安全に行われることが基本です。1つひとつの動作を促しながら行動をよく観察し、自立への支援をアセスメントして援助をする必要があります。

❶ ［寝返り］ベッド上で健側に側臥位になる。

❷ ［起き上がり］両足を下ろして肘を支点にして、身体をテコにして手から肘をベッドにつき、肘を伸ばして起き上がる。介助者は健側の肩峰と患側の上腕を支えて介助する。このとき、必要以上に介助をして起き上がらせるのではなく、支えながら患者さんの筋力を使い自立を促す声かけを行いましょう。

❸ ［坐位の保持］ベッドに端坐位になり、確実に足を床につけてから履物を履く。その際、先に健側に靴を履き、その後麻痺側の下肢を健側に組んで坐位バランスを取りながら麻痺側の靴を履く。

❹ ［立ち上がり］健側の上下肢に力を入れて両膝を伸ばして立位になる。その際、援助者は、前面から腰を支えて前に引くようにして立位への援助を行う。

❺ ［車椅子に乗る］健側を中心にして身体を回して車椅子に座らせる。

　アセスメントのポイントは、機能回復の程度をリハビリテーションや毎日の車椅子への移乗を繰返し訓練しているようすを観察し、患者さんの回復への変化をアセスメントすることです。また、それを患者さんにフィードバックし、励ましながら実施することで、モチベーションの向上にもつながります。
　記憶障害を伴う患者さんの場合は、移乗動作や車椅子操作の安全確認ができないため十分な支援を必要とします。ナースコールを押すことを忘れたり、動作の混乱もきたしやすいため、トイレの後などに自走して部屋に戻ろうとする行為もみられ

> ### COLUMN：13 ● 転倒・転落リスク ●
>
> 　麻痺がある患者さんは、どのような場面においても転倒・転落のリスクがあります。説明しても理解ができない、手順がわからないなどの症状がみられる場合は、つねに移乗が終了するまではそばを離れない、安全ベルトを装着する、などの配慮が必要となります。少しでもそばを離れる場合には、必ず安全ベルトの着用をして、転倒・転落予防を行いましょう。転倒・転落リスクは、時間経過とともに変化します。ADL の拡大に伴い、転倒・転落のリスクは必ずしも下がるとは限りません。介助をする際には、いつも患者さんの ADL と指示行動の遵守ができるか否かを確認し、アセスメントをしながら適切な援助と配慮を行い、患者さんの安全を守りましょう。

ます。部屋の場所がわかるように目印をつけて、トイレから部屋までのルートは同じルートを毎回使用するなど、パターン化された行動が取れるように支援することが大切です。

まとめ

　脳梗塞で麻痺のある患者さんは、以前の自分と現在の自分の身体状況の変化に、大きな不安や混乱・苦悩をもっています。また、脳の障害部位により失語症や失行、記憶障害などの症状を有する場合は、患者さんのみならず家族やパートナーの不安も大きく、障害の程度により生活スタイルが大きく変化することが想定されます。患者さんとその家族を支えながら、機能回復を推進していくための日常生活動作（ADL）拡大の一歩として車椅子移乗は重要なリハビリテーションに位置づけられます。一連の移乗時や車椅子乗車時の転倒・転落予防に努め、安全に機能回復を支援していくことが患者さんの自信にもつながります。医療チームでカンファレンスなどを活用しながら ADL 状況を適切に共有し、統一した支援や援助が実施できるようにしましょう。

確認問題解答

【*chapter 2*】　5. 30°

【*chapter 3*】

	1.	2.	3.	4.	5.	6.	7.
1	1.×	2.×	3.○	4.○	5.×	6.×	7.×
2	1.○	2.×	3.○	4.○	5.×	6.×	7.○
3	1.○	2.○	3.×	4.○	5.○	6.×	7.○
4	1.×	2.○	3.○	4.○	5.×	6.○	7.○
5	1.×	2.○	3.○	4.○	5.○	6.○	7.○
6	1.○	2.○	3.×	4.×	5.○	6.○	7.×
7	1.×	2.○	3.○	4.○	5.○	6.○	7.×
8	1.○	2.○	3.○	4.×	5.○	6.×	7.○

引用・参考文献

1) 守田美奈子 監修, 鈴木憲史医学指導："写真でわかる看護のためのフィジカルアセスメントアドバンス—生活の視点から学ぶ身体診察法", インターメディカ (2016).

2) 藤崎 郁："フィジカルアセスメント完全ガイド 第3版", 学研メディカル秀潤社 (2017).

3) 松尾ミヨ子・城生弘美・習田明裕 編："ナーシング・グラフィカ. 基礎看護学 (2) ヘルスアセスメント 第5版", 医学書院 (2018).

4) 大野義一朗 監修, 吉田美智子・藤井基博："感染対策マニュアル 第2版", 医学書院 (2013).

5) 野上晃子・赤松啓一郎・小島光恵・中井知美・辻田 愛・西野由貴・神藤洋次・柳瀬安芸・南方良章：環境感染誌, 29(5), 345 (2014).

6) Y. Logtin, A. Schneider, C. Tschopp, G. Renzi, A. Gayet-Ageron, J. Schrenzel, D. Pittet：*Mayo Clin Proc.*, **89**, 291 (2014).

7) 浅野浩一郎・梅村美代志・川村雅文・長谷川直樹："系統看護学講座. 専門分野Ⅱ, 成人看護学 (2) 呼吸器 第15版", 医学書院 (2019).

8) 飯野京子・木崎昌弘・森 文子："系統看護学講座 専門分野Ⅱ. 成人看護学 (4) 血液・造血器 第14版", 医学書院 (2015).

9) 医療情報科学研究所 編："フィジカルアセスメントがみえる", メディックメディア (2015).

10) 清村紀子・工藤二郎 編："根拠と急変対応からみたフィジカルアセスメント", 医学書院 (2014).

11) 佐藤憲明 監修："疾患・状況・看護場面別 フィジカルアセスメントディシジョン", 学研メディカル秀潤社 (2015).

12) 塚本容子・石川倫子・福田広美："ナースが症状をマネジメントする! 症状別アセスメント", メヂカルフレンド社 (2016).

13) 山内豊明："患者さんのサインを読み取る! 山内先生のフィジカルアセスメント 症状別編/技術編", エス・エム・エス (2014).

14) 吉田俊子 著者代表："系統看護学講座. 専門分野Ⅱ, 成人看護学 (3) 循環器 第15版", 医学書院 (2019).

15) 医療情報科学研究所 編："病気がみえる. vol.7 脳・神経 第2版", メディックメディア (2017).

16) 有田清子・石田寿子・今井宏美・榎本麻里・後藤奈津美・坂下貴子・茂野香おる・丹生淳子・松尾理代・屋宜譜美子："系統看護学講座 専門分野Ⅰ. 基礎看護学 (2) 基礎看護技術Ⅰ 第17版", 医学書院 (2019).

17) 松村讓兒："イラストでまなぶ解剖学", p.21, 医学書院 (1999).

18) 矢谷令子 監修 (山口昇 著)："標準作業療法学 専門分野. 作業療法評価学 第3版", pp.96-113, 医学書院 (2017).

19) 中村隆一・齋藤 宏・長崎 浩："基礎運動学 第6版補訂", p.536, 医歯薬出版 (2019).

20) H. J. Hislop, D. Avers, M. Brown 著, 津山直一・中村耕三 訳："新・徒手筋力検査法 原著第9版", 協同医書出版社 (2014).

21) 道 健一・黒澤崇四 監修, 道脇幸博・稲川利光 編："摂食機能療法マニュアル", 医歯出版 (2002).

22) 小山珠美・所和彦 監修, 神奈川県総合リハビリテーションセンター 編："脳血管障害による高次脳機能障害ナーシングガイド", 日総研出版 (2001).

23) 田口芳雄・上谷いつ子："最新 脳卒中患者ケアガイド", 学研メディカル秀潤社 (2007).

24) 道又元裕 監修, 塩川芳昭・星恵理子・阿部光世 編："見てわかる脳神経ケア―基準手順と疾患ガイド", 照林社 (2012).

25) 市川幾恵 監修, 昭和大学病院看護部 編 (和田麻衣子 著)："意味づけ・経験知でわかる病態生理看護過程 第3版 (上巻)", pp.227-258, 日創研出版 (2017).

26) 永井良三・田村やよひ："看護学大辞典 第6版", メヂカルフレンド社 (2013).

27) 伊部俊子・箕輪良行 監修："看護・医学事典 第7版", 医学書院 (2014).

28) 日本褥瘡学会 編："褥瘡ガイドブック 第2版", 照林社 (2015).

29) 松永貴史：愛知県理学療法学会誌, *19*(4), 148 (2008).

30) 日本緩和医療学会緩和医療ガイドライン作成委員会 編："がん疼痛の薬物療法に関するガイドライン 2010年版", 金原出版 (2010)

31) 穴澤貞夫・後藤百万・高尾良彦・本間之夫・前田耕太郎 編："排泄リハビリテーション―理論と臨床", 中山書店 (2009).

32) 西村かおる："アセスメントに基づく排便ケア", 中央法規 (2008).

33) 日野原重明：イー・ビー・ナーシング, *9*(3), 2009年6月号.

34) 前田耕太郎 編："徹底ガイド 排便ケア Q&A No.14", 総合医学社 (2006).

35) 石黒伊三雄・篠原力雄 監修, 斉藤邦明 編："わかりやすい生化学 第5版―疾病と代謝・栄養の理科のために", ヌーヴェルヒロカワ (2017).

36) ナーシング・スキル日本版 (ver. 1.1.0)：エルゼビア・ジャパン (2011), https://www.nursingskills.jp/

37) 日本循環器学会ほか：循環器病の診断と治療に関するガイドライン (2010年度合同研究班報告) 急性心不全治療ガイドライン (2011年改訂版), https://www.j-circ.or.jp/old/guideline/pdf/JCS2011_izumi_h.pdf (2020年4月現在)

38) 医療情報科学研究所 編："病気がみえる. vol. 2 循環器, メディックメディア (2017)

39) テコム編集委員会 編："みるみる疾患と看護 第6版", 医学評論社 (2009).

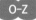

索 引

臨床ナースと学ぶ
ケース別　フィジカルアセスメントのコツ

令和 2 年 6 月 30 日　発　行

| 編　　者 | 田　中　晶　子 |
| | 大　﨑　千恵子 |

発 行 者　池　田　和　博

発 行 所　丸善出版株式会社

〒101-0051 東京都千代田区神田神保町二丁目17番
編集：電話(03)3512-3263／FAX(03)3512-3272
営業：電話(03)3512-3256／FAX(03)3512-3270
https://www.maruzen-publishing.co.jp

組版印刷・創栄図書印刷株式会社／製本・株式会社 星共社

ISBN 978-4-621-30516-4　C 3047　　　　Printed in Japan